# 立德树人视域下
# 医学生医德教育研究

汪　峰　刘振宏　陶庭马◎主编

安徽师范大学出版社
ANHUI NORMAL UNIVERSITY PRESS
·芜湖·

**图书在版编目(CIP)数据**

立德树人视域下医学生医德教育研究 / 汪峰,刘振宏,陶庭马主编.—芜湖:安徽师范大学出版社,2021.11
ISBN 978-7-5676-5482-2

Ⅰ.①立… Ⅱ.①汪… ②刘… ③陶… Ⅲ.①医务道德－医学教育－研究 Ⅳ.①R192

中国版本图书馆CIP数据核字(2021)第206987号

立德树人视域下医学生医德教育研究 　　　　　　　　　 汪 峰 刘振宏 陶庭马◎主编

责任编辑:辛新新　　　责任校对:汪碧颖
装帧设计:张 玲　　　责任印制:桑国磊
出版发行:安徽师范大学出版社
　　　　　芜湖市北京东路1号安徽师范大学赭山校区
网　　址:http://www.ahnupress.com/
发 行 部:0553-3883578　5910327　5910310(传真)
印　　刷:苏州市古得堡数码印刷有限公司
版　　次:2021年11月第1版
印　　次:2021年11月第1次印刷
规　　格:700 mm×1000 mm　1/16
印　　张:13
字　　数:180千字
书　　号:ISBN 978-7-5676-5482-2
定　　价:42.80元

如发现印装质量问题,影响阅读,请与发行部联系调换。

# 本书编委会

主　编：汪　峰　刘振宏　陶庭马

副主编：陈　健　侯东晓　孙晓安　高晓妹　吴小婉
　　　　徐　进　任苔蓉　张吉玉　秦　莉　王夏露

# 前 言

2020 年是极不平凡的一年。面对突如其来的疫情，党中央坚持把人民生命安全和身体健康放在第一位，第一时间实施集中统一领导，按照"坚定信心、同舟共济、科学防治、精准施策"的总要求，明确坚决遏制疫情蔓延势头、坚决打赢疫情防控阻击战的总目标，周密部署武汉保卫战、湖北保卫战，因时因势制定重大战略策略，开展了一场部署周密的应急大作战、气壮山河的生命大救援、团结互助的全国大动员。其中，广大医师白衣执甲、逆行出征，为打赢疫情防控阻击战、保障人民生命安全和身体健康作出了重要贡献，有效遏制了疫情大面积蔓延，有力改变了病毒传播的危险进程，最大限度保护了人民生命安全和身体健康。可以说，"以人民为中心"的思想不仅是中国抗疫的价值指引，更在中国抗疫的历程中得到了生动体现。

健康是人民幸福和社会发展的基础，是全国人民对美好生活的共同追求。党的十九大报告中强调，要进一步实施健康中国战略，将健康提升到了前所未有的高度，为我们勾勒出了健康中国的清晰蓝图，为广大人民群众带来了更多健康福音。作为未来投身医疗卫生事业的生力军，医学生将来不仅承担着救死扶伤、治病救人的神圣职责，更担负着国家卫生事业发展进步和人民健康幸福的神圣使命。在"生物-心理-社会医学模式"下，对于新时代医学生而言，不仅要掌握渊博的知识、精湛的医术，更要具有高尚的医德，即在救死扶伤、治病救人的同时，能更好地修养品行，真正将内在的大德外化为医者大爱的力量。

"急病人之所急，痛病人之所痛，一切从病人出发，一切以病人为中心"的医学大爱是推动医疗卫生事业健康发展的精神力量，也是广大医学生内心应有的道德信仰。为深入贯彻落实全国高校思想政治工作会议精神，把思想政治工作贯穿教育教学全过程，我们遴选部分优秀老师、抗疫一线工作者、优秀校友和优秀学子等的事迹材料，并深入挖掘事迹材料的思政元素，充分发挥榜样的力量，努力构建学校全程育人、全方位育人和全员育人的大思政格局。

在这里需要讲清楚的是，首先，我们编写本书的目的是为了教育启迪医学生，引领医学生树立崇高的理想信念、坚持为人民服务的价值取向、永葆乐观向上的奋斗精神，遴选的人物事迹是原来宣传报道的材料，未做更新。再次，感谢书中的优秀老师、抗疫一线工作者、优秀校友和优秀学子，同时感谢所有事迹材料的原始作者。由于部分文章作者和文章主人公无法联系，如果看到此书，可以直接与我们联系，我们将赠送图书以表谢意。此外，在这里我们还要感谢对事迹材料进行梳理分析提炼的所有人员。

本书共分四个篇章，由汪峰负责统稿，本书是2019年度教育部人文社会科学研究专项任务项目（19JDSZ1014）、2019年度安徽省质量工程教学研究重点项目"医学院校思政课程与课程思政协同发展研究"（2019szyj036）、2019年和2020年安徽"三全育人"试点省建设暨高校思想政治工作能力提升项目["高校思想政治工作中青年骨干队伍建设项目"（sztsjh-2020-6-22、sztsjh2019-8-23）、"习近平新时代治国理政大历史观融入'纲要'课教学的重点难点问题研究"（sztsjh-2020-3-27）、"思政课'六化一体'实践教学模式研究"

（sztsjh-2020-3-17）、"基于'三个导向'的思政课实践教学改革研究"（sztsjh2019-9-15）]、2020年安徽省重大教学研究项目"'课程思政'教学改革的实现路径及其评价方式研究与实践"（2020jyxm2087）、2019年安徽省高等学校教学质量与教学改革工程教学研究一般项目"习近平新时代中国特色社会主义思想'三进'研究"（2019szjy037）、2020年安徽省高校人文社会科学研究重点项目（SK2020A0374）、2020年校级质量工程教学研究重点项目"思想政治理论课VR实践教学研究"（2020jyxm09）研究成果。

　　由于编者水平有限，书中可能存在疏漏之处，敬请广大读者批评指正，以帮助我们不断提高。

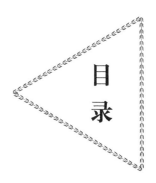

# 目录

教 师 篇

治学严谨,甘为人梯

    ——记皖南医学院生理学与神经生物学教研室教师汪萌芽 ……………003

潜心钻研,自强不息

    ——记皖南医学院医用基础化学教研室青年教师李祥子 ……………014

厚德笃行,仁爱奉献

    ——记皖南医学院药学院生药学教研室青年教师年四辉 ……………022

言传身教,爱岗敬业

    ——记皖南医学院第一附属医院甲乳外科主任施松 ……………030

捧着一颗心来,不带半根草去

    ——记皖南医学院首位遗体捐献者汪桐教授 ……………037

援外医疗为国家争光,无私奉献促文化交流

    ——记全国援外医疗工作先进个人周玉森 ……………048

不忘师者初心,牢记育人使命

    ——记安徽医科大学庆祝中华人民共和国成立70周年纪念章获得者

    陶芳标 ……………057

守教育初心，担育人使命

　　——记安徽医科大学全国优秀教师谢芬芬 ················066

勇担四重角色，绽放最美初心

　　——记安徽省支援湖北第四批医疗队（安徽医科大学第一附属医院）

　　领队张泓 ····························································075

与病毒赛跑，每天只睡两三个小时

　　——记安徽省首位援鄂专家安徽医科大学第一附属医院马红秋 ·····083

把初心和使命书写在抗"疫"一线

　　——记坚守在抗"疫"一线的弋矶山医院感染性疾病科医生杨进孙 ···091

披坚执锐，热血逆行

　　——记全国抗击新冠肺炎疫情先进个人和全国优秀共产党员

　　姜小敢 ····························································098

夫妻同心抗疫，书写小家大爱

　　——记安徽省"抗疫最美家庭"、皖南医学院第二附属医院

　　吴竹斌家庭 ······················································105

抗"疫"中谱写最美青春

　　——记皖南医学院弋矶山医院重症医学科护师颜浩 ··············110

# 校友篇

从皖医到协和的麻醉达人

　　——记皖南医学院1983届校友、北京协和医院麻醉科主任黄宇光 …117

情系高原,大爱无疆

　　——记皖南医学院1993届校友、安徽医疗人才"组团式"援藏医疗队队长

　　虞德才 ……………………………………………………………125

社区基层医疗服务的守望者

　　——记皖南医学院1997届校友、北京市丰台区方庄社区卫生服务中心

　　主任吴浩 ………………………………………………………134

心与灾区人民一起跳动

　　——记皖南医学院2015届临床医学专业毕业生徐小龙抗震救灾

　　事迹 …………………………………………………………140

罗仁爱之心,成惠民之林

　　——记皖南医学院2010届校友、"邻家好医"创始人罗林 …………149

# 学生篇

始于兴趣,勇于探索,成于坚持　以勤学上进之名浇灌青春奋斗之花

　　——记安徽医科大学2019年中国大学生自强之星曹凡 …………159

志愿服务,我一直在路上

　　——记安徽医科大学研究生"十佳学术新星"孟佳林 …………167

松楠无惧东风,吾辈勇攀高峰

    ——记皖南医学院2019届清华大学直博生张忠楠 ⋯⋯⋯⋯⋯174

携笔从戎固国防,矢志军营守初心

    ——记皖南医学院2017年参军入伍学生任众迎 ⋯⋯⋯⋯⋯180

扎根边疆热土,绽放青春之花

    ——记皖南医学院2019届扎根边疆优秀毕业生李冬娜 ⋯⋯⋯⋯⋯185

自强自立,感恩前行

    ——记皖南医学院2016年"安徽省十佳大学生"刘然 ⋯⋯⋯⋯⋯191

教师篇

# 治学严谨，甘为人梯

## ——记皖南医学院生理学与神经生物学教研室教师汪萌芽

走进校园找人打听汪萌芽，他们一定会指着实验楼的方向说："找汪教授啊！去实验室找吧！"汪萌芽教授，中等个头，头发斑白，穿着朴素，与人交流总是面带微笑，给人以学者的谦和感。几十年如一日，汪萌芽教授坚守三尺讲台，严谨治学，培育桃李，甘当人梯，用实际行动诠释了教师职业的含义和荣光。

## 坚不可摧的"上马石"

"我一直认为，一滴水如果不融入河流就会蒸发，一条河如果不流向大海就会枯竭。人也是这样，如果不把个人的事业融入学校的建设与发展中，如果不把学校的事业与国家的发展联系起来，这样的事业注定很难成功。"谈到学科建设和教研室人才团队建设，汪萌芽如话家常，侃侃而谈。

"学科带头人就是上马石。"从20世纪90年代初接任皖南医学院细胞电生理研究室主任开始，汪萌芽就把自己定位成"上马石"，他不做普通的上马石，而是在推动学科和团队建设的过程中，尽量把自己变得更硬实一些。他说："火车跑得快，全靠车头带。我自己不努力，怎能带动学科发展？"

1959年，汪萌芽出生于历史文化名城——安徽歙县。从1978年2月到1985年10月，他在皖南医学院先后攻读了医学学士学位和药理学硕士学位。汪萌芽对母校有着浓浓的情结，在师从我国著名定量药理学创始人孙瑞元教授攻读完硕士学位后，汪萌芽没有选择去医院，也没有选择去科研院所，而是义无反顾地选择留校任教。1993年10月，他取得了中国科学院上海脑研究所（现为神经科学研究所）神经生物学博士学位，同年破格晋升为生理学教授。2012年晋升为二级教授。

因为汪萌芽的科研能力突出、综合素质过硬，国内外很多高校和科研院所向他抛去橄榄枝，然而，汪萌芽深爱着母校，愿意继续为母校作出贡献。他的朋友劝他："你这么年轻，已经是教授了，在皖南医学院是否难以施展才华？"汪萌芽微微一笑，说："在这里，我希望能够做好两件事：一是建设在国内有影响力、有特色的科研团队，二是建设在国内有一定优势和地位的学科。"

咬定青山不放松。汪萌芽在担负着繁重的本科生生理学教学工作的同时，时刻没有忘记自己的使命。他身体力行，在教学和科研上给同事们做榜样。他的学生、复旦大学博士张环环说："汪教授每天吃过晚饭，总是走进实验室，甚至经常通宵达旦地做实验。"功夫不负有心人。1990年3月，汪萌芽出色地完成了与美国Dun的合作研究并按期回国，在国家自然科学基金的资助下，建立了进行脑、脊髓切片细胞内电位记录的实验台，并于同年11月在国内首先成功地记录了新生大鼠脊髓切片运动神经元的细胞内电位。随后，他还攻克了海马、下丘脑、脊髓背角和侧角等的细胞内记录技术，并运用这些技术完成了一系列的细胞电生理研究工作，在运动神经元突触传递、视上核神经元的功能调制等方面，达到了国际先进水平，大大促进了国内这一研究领域的发展。

1997年，汪萌芽与美国斯坦福大学 Kendig 的合作，在国际上首先开发了幼年大鼠脊髓厚切片运动神经元的逆行标记、直视鉴定和全细胞记录技术，并对乙醇麻醉作用的脊髓作用机制进行了研究，首次在国际上证明乙醇对运动神经元的谷氨酸受体有直接抑制作用。回国后，他在国家自然科学基金和安徽省自然科学基金的支持下，开展了系列细胞电生理脊髓运动神经元全细胞记录——钙离子成像等综合性研究，以及全麻药脊髓作用机制、脊髓运动神经元的突触可塑性等研究，均处于国内领先水平。

"建设学科，培养人才团队，身教重于言教，自己首先要有创新性成果、有突出成绩、有人格魅力。一句话，要让人看得见、学得到、信得过。"就是本着这样朴实的想法，汪萌芽执着地进行着科研探索。在30余年的教学与科研生涯里，他主持国家自然科学基金课题3项、省部级研究课题10多项，发表研究论文120多篇（其中 SCI 论文25篇），出版专著、教材24部，获省部级成果奖3项，获省自然科学奖、省科学技术进步奖、安徽省政府特殊津贴等。1996年，他被授予安徽省"三育人"先进个人。2014年，他被授予安徽省"师德医德标兵"光荣称号。中国科学院院士、著名脑科学家杨雄里先生提到汪萌芽教授时，总是赞不绝口："在相对简陋的条件下能取得这样的成绩，不是每个人都能做到的。"

## 独树一帜的"萌芽团队"

作为首批省级重点学科生理学学科带头人、首批省级重点课程生理学课程负责人、首批省级跨世纪学术和技术带头人、第二批省级学术和技术带头人，汪萌芽深知，学科建设是大学兴衰成败的关键，而人才是学科建设的灵魂。

为了给年轻教师争取继续深造的机会，汪萌芽多方奔走，积极争取相关支持。在他的努力下，教研室年轻教师黄宏平任教两年后获得了攻读硕士的机会，郑超留校任教一年后开始攻读硕士学位。具有正高技术职务并获得中国科学院神经科学研究所博士学位的黄宏平，说到汪萌芽为培养青年教师付出的心血时总是感慨万分。她说："汪萌芽教授把全部的精力和有限的经费都用在了学科建设和团队建设上，为了支持青年教师，在经过学校批准后，他把自己的课题经费划拨一部分出来专门用于培养青年教师。"皖南医学院第一批学术和技术带头人培养对象郑超也对汪萌芽教授充满了感激之情，他说："汪萌芽教授总是想方设法为年轻人争取机会，他急人之所急，雪中送炭。因为他的帮助，我得以在硕士研究生一毕业就有机会去美国进修，后来又有幸成为杨雄里院士的博士生。"如今，汪萌芽带领的团队已经实现了博士学历全覆盖。

在专业骨干和学术带头人培养方面，汪萌芽制订了切实可行的计划，并进行年度考核。他鼓励青年教师带项目或课程到国内相关高校和研究机构接受培训，通过主持横向课题和专业核心课程建设工作，丰富专业领域教学与实践经验，提高教学与课程改革能力。他支持青年教师到国外考察培训，把握专业发展动态，引进国外先进的课程体系建设理念与开发方法。他引导青年教师通过主持相关课程建设体系开发，提高课程建设开发能力、组织协调能力、教研教改能力。在骨干教师培养方面，他着手实施"1+1"帮扶计划，重点培养5名专业骨干教师，经过3年的培养，使骨干教师具有先进的教育理念、一定的课程开发能力、较强的教研教改能力和较强的教学实践能力。他帮助教师制定职业发展规划，引导教师通过终身职业训练，不断提高教育技能、提升职业素质、增强教师的综合素质，使教师的知识、能力适应生理科学专业课程建设要求。2008年以来，他还与中国科学院心理研究所心理健康重点实验室隋南研究员实验室、复旦大学等单位开展了联合培养博士研究生的工作。

"在团队建设方面，我们一直坚持两条腿走路，一条是让青年教师继续深造或进修，另一条是进行学科交叉研究。"谈到学科交叉，汪萌芽脸上露出自信的微笑。早在1986年，时任细胞电生理研究室主任的蒋志根教授，在知名的神经精神病学、医学心理学专家刘贻德教授的支持下，成功申报了生理学硕士点，开辟了生理学与神经精神病学、医学心理学相结合，呼应生物医学模式，向生物—心理—社会医学模式转变的道路。

汪萌芽接任细胞电生理研究室主任后，深感学科交叉研究的重要性，他说："重视学科交叉将使科学本身向着更深层次和更高水平发展。"在他负责的生理学省级重点学科建设的支持下，2003年，神经生物学、麻醉学硕士点建设获批；2005年，应用心理学硕士点建设获批；2007年，生理科学研究所成立；2010年，生理学与神经生物学教研室成立；2011年，生物学一级学科硕士点获批；2012年，增设生物物理学硕士点；2013年，"大学生心理健康教育研究中心"获批省级人文社科重点研究基地，成为学校首个省级人文社科重点研究基地。

"走生理与心理相结合的研究道路，这种研究思路在国内是富有开创性的，这也是我们团队的优势与特色所在。"经过多年的整合、研究和发展，汪萌芽团队已初步构建了涉及细胞电生理学、心理生理学、人体神经生理学、遗传与发育生理学、口腔生理学、麻醉生理学等研究方向的生理学学科，符合"生物—心理—社会医学模式"发展趋势，突出综合、交叉、协调和可持续性发展的特色，在学校学科建设中发挥了示范带动作用。生理学课程2012年获批省级精品资源共享课程，生理科学教学团队2013年获批省级教学团队。

在全国乃至国际生理学或神经生物学学界，皖南医学院生理学与神经生物学团队备受瞩目，这个团队拥有首批省级跨世纪学术和技术带头人1名，第二、三批省级学术和技术带头人2名，中国生理学会理事和《生理学报》编委1名，安徽省生理学会副理事长1名、理事2名，安徽省神经科学学会副理事长1名、理事2名等。他们参编了国家规划教材《生理学》《神经生物学》《生理心理学》等。近几年来，他们连续四年获得国家自然科学基金4项，目前该团队已经成功申请了8项国家自然科学基金，先后开发了各种神经节、脑脊髓切片系列细胞电生理研究技术，特色鲜明、优势突出，他们为海军军医大学、西安交通大学医学部、军事医学科学院等20多个单位培养了细胞电生理研究人才。

## 冉冉升起的"启明星"

诺贝尔生理学或医学奖获得者J.迈克尔·毕晓普指出："教学，是大学教师的一种文化义务，是一种使命。只搞学术研究而不尽教学使命，是枯燥无味的。现代从事教学和科研的学者，其最崇高的使命就是要把科研发现和教学两方面的杰出本领结合在同一人身上。"汪萌芽和他的团队积极把科研成果转化为特色教学资源，2012年"以细胞电生理科研特色促进生理科学教学"成果获省级教学成果奖二等奖。在开展系列教学改革的同时，1996年，在生理学省级重点学科建设中，他们针对1994级临床医学本科生开设了神经科学系列讲座，并以此为基础利用科研经费、重点学科建设经费等设立了本科生"启明星"科研兴趣小组计划，对当年"启明星小组"的7名成员进行了连续3年的系统培养，毕业后，他们已全部先后进行了硕士和博士研究生深造，成为皖南医学院当年最优秀的毕业生，在本科生中产生了很大的影响。

"启明星小组"是一个创新型人才培养计划，是一个创新能力训练计划，是一个全面提高人才综合素质的培养计划，是一个个性化的训练计划，更是一个面向未来的训练计划，"启明星小组"成员代表着学校本科生培养的最高水平。谈到创建"启明星小组"，汪萌芽陷入了思考中，他说："'启明星小组'计划的设计和实施，不仅促进了学校办学定位由教学型向教学科研型转变，而且呼应了国家教育质量工程建设中卓越人才培养、大学生创新创业训练计划等项目的实施。"

从自主探索能力的培养到个性化训练计划的实施，从引导学生向自己的老师进行挑战到培养学生"先做人后做学问"的人格魅力，生理学与神经生物学教研室全体成员以忘我的付出为青年学子开辟了一片广阔的成才天地。2012年，被北京大学-清华大学生命科学联合中心录取为博士研究生的2007级临床医学专业本科生刘伟说："是汪萌芽教授等老师的悉心教导，让我掌握了科学研究的方法；是学校大学生科研基金和'启明星小组'给了我成长的平台，让我在科研的道路上奋勇前进。"

"启明星小组"计划的核心是自主探索能力的培养，引导大学生从课堂学习中获得知识模式向自主获取和探索新知识模式转变。在2012年规模化"启明星小组"活动的组织中，他们进一步凝炼出"用自己的手解决自己脑子提出的问题"的创新能力训练理念，要求成员通过质疑发现问题，通过论证提出科学问题，通过总结提出假设，通过设计提出可行的研究方案，通过探索开发相应的实验技术，通过实验验证假设，并进一步发现新的问题、新的课题。

为了培养学生的质疑能力，指导教师让学生首先向自己提出挑战，对自己的学术成果进行质疑。在生理学与神经生物学教研室，既有指导教师对学生循循善诱的场面，也有师生面红耳赤争执学术观点的情景，指导教师爱生如子，他们并不介意学生在讨论问题时对教师的态度，他们在意的是学生对待科研的态度，"科学研究来不得半点虚假"，这是所有指导教师对"启明星小组"成员的谆谆告诫。

为了真正让学子践行"用自己的手解决自己脑子提出的问题"的理念，指导教师带领着"启明星小组"成员活跃在校园内外的学术领域。在全国性学术交流大会上，在安徽省"挑战杯"大学生课外学术科技作品竞赛中，甚至在全国规划教材的编写过程中，都能看到"启明星小组"成员闪亮的身影。他们提交的论文受到全国知名专家的高度赞扬，他们的竞赛作品得到比赛评委的一致好评，他们的研究成果被吸纳到国家级规划教材《生理心理学》中，成为2008年教育部对学校进行本科教学水平评估的重要亮点，得到评估专家的称赞。

"启明星小组"是创新型人才培养的摇篮，2005级应用心理学本科生秦雯，在实习过程中设计出具有较强创新性的研究课题，获得校级2009年大学生科研基金资助，并进行了相对独立的实验研究，取得了阶段性成果。她的突出成绩不仅为来访的国内专家如复旦大学杨雄里院士、中国科学院心理所隋南研究员所称赞，也受到来访的美国教授Z.G.Jiang和J.Wu等的赞赏，有的专家当场表示希望她报考其研究生。

2014年，"启明星小组"成员、公共事业管理专业的黄军同学以优异成绩被中国科学技术大学录取为2014级硕博连读研究生，从事神经生物学相关研究。2010年，黄军同学以文科生身份进入皖南医学院公共事业管理专业学习，大一时他加入了"启明星小组"，从事精神疾病的生物学机制学习研究。在汪萌芽教授、黄宏平教授等老师的指点下，他不仅在安徽省"挑战杯"大学生课外学术科技作品竞赛中获得二等奖，还数次代表"启明星小组"出席全国性学术会议，投送和交流英文摘要3篇，会上积极与国内外学者交流并获好评。在挥别母校之际，黄军表示非常感谢母校老师的培养，是"启明星小组"提供的优秀科研训练平台让他由文科生成功转型为"科大理工男"。

如今，在安徽省支持本科高校发展能力提升计划项目"'启明星小组'大学生创新实践基地建设"的支持下，"启明星小组"已进入了规模化、品牌化、可持续化发展的新阶段，形成了不同年级、不同专业学科、不同兴趣专长学生共同学习的结构，充分彰显了学科交叉、优势互补、年级梯队明显的特色，显示了扎实的学术底蕴与可持续发展的良好态势。"启明星小组"作为生理学省级重点学科的一项创新性人才培养计划，坚持把"创新能力"和"团队精神"作为首要培养内容，以相关课题研究为主线，积极进行本科生科研团队与梯队建设，取得了显著成效。"启明星小组"在校内、省内甚至国内都产生了非常积极的影响，为提高皖南医学院本科生培养质量，特别是提升创新型人才培养水平，摸索出了一条切实可行的路子。

"我很高兴，经过30多年的努力，基本实现了当年留校时的梦想，那就是建设在国内有影响力、有特色的科研团队，建设在国内有一定优势和地位的学科。希望再过几年，实现拥有'五个一'的可持续性发展新目标，'五个一'即一流的师资队伍、一流的教学资源、一流的教学方法、一流的教学手段和一流的教学管理。"展望未来，汪萌芽信心满怀，目光中充满了期待。"师者，所以传道受业解惑也。"尽管汪萌芽已近花甲之年，但他的干劲与执着依然未变，他始终牢记教师的神圣职责和使命，教书育人，勇于探索，甘当人梯，在对自己治学严格要求、对青年教师无私帮助、对年轻学子殷切教导中，践行着习近平总书记提出的"四有"好教师的要求，延续着自己的教师梦。

（本文发表于2015年9月14日，有改动）

### 案 例 点 评

做好老师，要有理想信念。陶行知先生说，教师是"千教万教，教人求真"，学生是"千学万学，学做真人"。老师肩负着培养下一代的重要责任。正确的理想信念是教书育人、播种未来的指路明灯。经过30多年的不懈努力，汪萌芽老师实现了当年的梦想，建成了在国内有一定影响力、有特色的科研团队，建设了在国内有一定优势和地位的学科，在全国乃至国际生理学或神经生物学学界，皖南医学院生理学与神经生物学团队备受瞩目。汪萌芽和他的团队积极把科研成果转化为特色教学资源，利用科研经费、重点学科建设经费等设立了本科生"启明星小组"，并以相关课题研究为主线，积极进行本科生科研团队与梯队建设，取得了显著成效，为国家输送了一批又一批的优秀人才，在校内、省内甚至国内都产生了非常积极的影响，为提高皖南医学院本科生培养质量，特别是提升创新型人才培养水平，摸索出了一条切实可行的路子。

### 思 政 元 素

习近平总书记说过，一个优秀的老师，应该是"经师"和"人师"的统一，既要精于"授业""解惑"，更要以"传道"为责任和使命。好老师心中要有国家和民族，要明确意识到肩负的国家使命和社会责任。我们的教育是为人民服务、为中国特色社会主义服务、为改革开放和社会主义现代化建设服务的，党和人民需要培养的是社会主义事业建设者和接班人。

好老师的理想信念应该以以上要求为基准。好老师不应该只是简单的教书匠，老师要有自己的理想信念，将自己的理想信念与中华民族伟大复兴的中国梦结合起来，并通过自己的良好品质与精神去感化学生、影响学生，在情感、态度、价值观上对学生进行引导与鼓励，逐渐培养学生的独立人格，促使他们形成正确的价值观和世界观。

## 实 践 践 行

科学技术是第一生产力，高等院校的根本任务是人才培养，培养适应经济社会发展需要的专门人才和创新人才。高校教师应深入地开展各种科技创新活动，以推进高校素质教育，锻炼学生的学习能力、创新能力、实践能力、交流能力和社会适应能力，提升人才培养质量。对于大学生来讲，学术水平和科研能力的培养既需要老师的指导，也需要有意识的自我提高。有意识的自我提高应从以下四个方面着手：一是多阅读，平时多阅读本学科的核心和前沿期刊，关注本学科发展的最新动态；二是多动手，充分重视实验和技能课，在课堂和课外抓紧一切机会锻炼自己的实际操作能力；三是多参加科研课题，有机会的话，积极参加老师的科研课题，在老师的指导下从事具体科研活动；四是积极申请科研项目，积极申请学校的大学生科研基金，负责一项科研项目，在实际研究中提高自己的科研能力。

# 潜心钻研，自强不息

## ——记皖南医学院医用基础化学教研室青年教师李祥子

丹心育桃李，热忱洒杏坛。他默默奉献，热爱教师职业，坚守着三尺讲台；他教学严谨，一切教学从学生出发，积极进行教学探索；他教书育人，将人文精神融入专业教育之中，践行着师者的育人使命。他用真心、真诚、真情从教，敬业，平易近人，受到广大学生的喜爱和好评，他就是全国优秀教师、皖南医学院医用基础化学教研室青年教师李祥子教授。

## 牢记责任，奋斗成就梦想

2001 年，刚刚本科毕业的李祥子开始了自己在皖南医学院医用基础化学教研室的教学生涯。那时候，很多事情对于刚刚结束学生时代的李祥子来说是非常陌生的，怎么适应自己角色的转变，怎么才能与学生更好地磨合，怎么才能培育出优秀的学生，这些都是李祥子当时面临的问题。"那时刚从学生角色转变为一名老师，可是，在老师的行列里，我自己又何尝不是一名'学生'呢?"李祥子自己真诚地说道。虽然新角色面临新挑战，新环境产生新压力，但李祥子丝毫不畏惧，他时常勉励自己：作为一名党员、作为一名年轻教师，理应有"明知山有虎，偏向虎山行"的劲头，不惧怕任何挑战，并积极争取结果的精彩。

"良好的开始是成功的一半,所以开头十分重要,一定要多下工夫,打好基础。"于是,李祥子便将所有精力都投入教学工作中,积极主动、广泛汲取,抓住每一个锻炼自我的机会。为了尽快适应新的工作,李祥子虚心学习,主动向老教师请教,学习他们的教学方法、教学经验。刚开始的一段时间,李祥子每天除了正常工作外,坚持抽时间随堂认真听老教师的理论课、实验课,课下就把上课取到的"教学经"进行梳理和思考,再着手撰写自己的教案讲稿。为了掌握教学内容,他花大量时间对照讲稿反复练习,进而使自己的课堂授课从一开始的紧张拘谨到后来的游刃有余。"工作积极,热情高涨",这是教研室的老教师对李祥子工作态度的评价。

"要做一个全面发展的人,同时也要做一个有准备的人。"工作的过程是一个不断积累的过程,需要不断丰富"源头活水",厚积方能薄发。在学习他人和自我总结的过程中,李祥子逐渐形成了一套富有特色的教学方法,例如定期召开学生座谈会、开展问卷调查及对学生进行随访,在此基础上进一步改进自己的教学。只有经历风雨,才能见彩虹。经过不懈的努力,李祥子在2010年被破格评为副教授,2015年晋升为教授。教学工作备受好评,连续多年学生对他的课堂评价均为"优秀"。曾获得安徽省教坛新秀、学校优秀教师等称号,2014年荣膺"全国优秀教师"称号。

## 以心教学,身教言传并重

叶圣陶先生说过:"教师之为教,不在全盘授予,而在相机诱导。"教学是一门艺术,教师传授给学生的不仅仅是知识,还有方法和兴趣,这就需要教师不断去研究"换位教学"等教学方法,了解学生的想法，进而做到因材施教，提高教学效果。谈到教学，李祥子娓娓道来："老师都是从学生时代走过来的，相应地更懂得学生，要根据学生的学习需求，努力让教学变得鲜活起来。"教学至今已经二十余载的李祥子，已经熟稔当代大学生的学习特点，也一直在教学的道路上摸索更加适合学生的教学方式方法。其中，"医用基础化学教学改革的研究与实践"教学改革成果获得2010年校级教学成果三等奖。

在信息高速发展的时代，教师不能只会教书，也应该面对新变化，积极接受新事物，多方面地学习和锻炼。为了提高教学质量和效果，作为化学老师，李祥子不仅熟练掌握化学课程，还努力学习计算机以及多媒体课件的制作，并在教学中加以运用。他制作的"溶液渗透压力"课件，获得2010年安徽省多媒体课件制作三等奖。在教学过程中，他发现不少学生对大学的教学模式不太适应，课堂上遗留的问题在课下找不到老师询问，于是他就思考能不能运用远程方式创建网络辅导系统。有了想法之后，李祥子便着手准备起来。查阅相关资料，了解相关信息，请教专业人员，努力克服一个又一个技术难题。功夫不负有心人。2010年，李祥子终于创建了"皖南医学院医用基础化学网络辅导系统"。但是在网络辅导系统使用之初，由于存在一些软件方面的缺陷，加上使用者不熟悉使用流程，系统的推广遇到一些障碍。为解决这些问题，李祥子又挤出时间推广该教学系统。由于初期只有部分老师能进入系统与学生互动，因此后台对学生提出的疑问回复缓慢。于是，李祥子就自己增加进入系统的次数，上午上完课，利用午休时间进行系统答疑，晚上再抽出时间进入系统，观察学生动态，直到回复完学生提出的所有问题才肯退出系统。一分耕耘，一分收获。如今，系统运行已有11年，该系统获得了良好的教学互动效果，教师、学生参与率高，受到学生的普遍好评。该系统的研究和创建获得2012年校级教学成果二等奖。李祥子主持的"医用化学系列课程的教学改革与实践"教学成果于2013年获得安徽省教学成果三等奖。

"用心便能拉近彼此的距离，用心便能知道学生的真实想法，用心便能看到教书育人的成果。"甘为人梯，志作春泥。正是这种爱岗敬业、勤于学习的探索精神，激励李祥子在教学之路上勤奋不辍，并享受着其中的幸福与快乐。

## 潜心钻研，学术成果斐然

"非学无以广才，非志无以成学。"作为一名高校教师，李祥子深知教师本身的学养素质对教学、对学生的影响很大，有了"一桶水"，才能给学生"一瓢水"。为进一步提升自己，李祥子坚持继续深造，2004年在职攻读研究生，于2007年取得了硕士学位，2011年又获得博士学位。为进一步提高学术水平，李祥子开始了自己在科研道路上的艰辛探索。"那段时间，我一方面要完成正常的课堂教学工作和教研室的秘书工作，另一方面还需进行科学研究。通常都是利用中午、晚上、周末及寒暑假等休息时间进行科研实验，几乎没有闲暇时间。"实验室距学校较远，李祥子经常往返奔波，时间安排得满满的，整天忙忙碌碌。白天在学校教学，晚上在实验室做实验，熬到深夜是常有的事。

李祥子在研士研究生时期的研究方向主要是无机材料方面，而博士研究生阶段的研究方向又转为有机材料方面。研究方向的转变，让在科研方面没有太多经验的李祥子面临着前所未有的挑战，但出于对科研的热爱，他还是咬牙坚持下来了。"印象最深的是做富勒烯化学研究的时候，由于样本需要人工精密操作，所以我几天几夜都必须一直守在仪器前，不停地进样，同时还要在仪器前收集分离出来的不同物质，不能有半点走神。那次的整个实验，我一共注射了几千次。"富勒烯实验的制备、提纯等工序很复杂，难度极大，但李祥子并没有退缩，坚持不走寻常路，静下心来去深入研究。他在读博期间，前两年的时间都花费在该实验上，可是实验成果却不明显，这让当时的他很困惑，使他一度有过放弃的念头。"我记得有一次终于做出了一个晶体，当时很兴奋，拿着实验品都快跳起来了。可是后来进行成分分析时发现它仍不是我需要的产物，心瞬间凉了下来，只是一场空欢喜。"但是李祥子继续不断摸索，不断尝试，改变研究方法，坚持把这项研究做下去。有志者事竟成。经过多次失败、不断努力，李祥子最终在博士研究生毕业前完成了富勒烯实验。

宝剑锋从磨砺出，梅花香自苦寒来。多年以来，李祥子在很好地完成教学任务的同时，潜心钻研学术，向科学的高峰努力攀登着。在一直从事的纳米材料及富勒烯化学的研究中，他经过大量的实验和研究，成功解决了"难合成、难分离、难表征"三难问题，取得了令人羡慕的学术成果。他先后以第一作者发表教学、科研论文共26篇，其中SCI、EI收录的一类论文14篇，获得国家授权发明专利2项，主持省部级、市厅级科研课题9项和省教育厅教学研究项目2项，参编国家级规划电子教材1部和省级教材4部。他广泛进行学术交流，参加了中国化学会第二十九届学术年会、中华医学会医用化学会年会、第十一届全国大学化学教学研讨会等会议，并作专题报告。同时，他还在学校博士论坛上作科研报告，向师生分享他的科研经验和科研成果。李祥子于2014年被列为校级第一批学术和技术带头人后备人选。他还指导学生进行科学研究，他所指导的学生曾多次获得芜湖大学生专利创新创业大赛二等奖、"创青春·中国联通"安徽省大学生创新创业大赛优秀奖，2名学生获批省级大学生创新创业训练计划项目，1名学生获批国家级大学生创新创业训练计划项目。

德国的教育家第斯多惠说过："教学的艺术不在于传授本领，而在于激励、唤醒和鼓舞。"为促进学生学习，李祥子现在又萌生了新的想法，以激发学生的学习兴趣。"有幸从事教师这一光荣的职业，面对可爱的学生，唯有以心教学，竭力帮助他们成长成才，才能无愧于心、无愧于学生。"初始的火热激情，在岁月里不断沉淀，释放出愈加绚丽的光彩。李祥子始终牢记肩负的责任，恪守初衷，教书育人，在教学之路上继续奔跑，用爱和奋斗书写自己的"教师梦"。

（本文发表于2015年12月31日，有改动）

## 案 例 点 评

"师者，人之模范也。"每一位老师都应率先垂范、以身作则，以自己的模范行为影响并带动学生。同时，好老师也需要有扎实的学识，做学生学习知识的引路人。李祥子老师热爱教师职业，本着从学生出发的教学理念，用心探索教学，改革教学方法，提升教学效果；他言传身教，教书育人，将人文精神融入专业教育之中，用爱岗敬业、勤于学习的探索精神激励学生，践行师者的育人使命；他潜心学术，不断夯实知识功底，提高自身学养素质，取得了令人羡慕的学术成果，并指导学生进行科学研究。李祥子老师的言行在学生中起到了模范带头作用，他对教学的投入和热爱，让学生切身感受到了他较强的教学能力和兢兢业业的工作态度；他从未停止过学习的步伐，为学生树立了终生学习的榜样；他对学术高峰的孜孜追求，使得学生看到了现实版的"有志者事竟成"。

思 政 元 素

教育是民族振兴和社会进步的重要基石。百年大计，教育为本；教育大计，教师为本。2014年9月，习近平总书记同北京师范大学师生代表座谈会时指出，广大教师必须率先垂范、以身作则，引导和帮助学生把握好人生方向，特别是引导和帮助青少年学生扣好人生的第一粒扣子。好老师首先应该是以德施教、以德立身的楷模。师者为师亦为范，学高为师，德高为范。老师是学生道德修养的镜子。好老师应该取法乎上、见贤思齐，不断提高道德修养，提升人格品质，并把正确的道德观传授给学生。好老师要有"捧着一颗心来，不带半根草去"的奉献精神，自觉坚守精神家园、坚守人格底线，带头弘扬社会主义道德和中华传统美德，以自己的模范行为影响和带动学生。

教师应把教书育人和自我修养结合起来，做到以德立身、以德立学、以德施教。作为一名教师，要按照"四有"标准审视自己，先"立己德"后"树人德"，既培养学生成才，又培养学生成人，将教书育人作为教师安身立命的根本。广大教师应担当好人民教师教书育人的神圣使命和时代重任，培养更多国家改革发展急需的紧缺的高素质人才，为祖国的未来提供强有力的人才支撑、智力支撑和创新支撑。

实 践 践 行

党的十八大以来，习近平总书记多次强调，"教师是人类灵魂的工程师，是人类文明的传承者，承载着传播知识、传播思想、传播真理，塑造灵魂、塑造生命、塑造新人的时代重任"，一再要求"加强师德师风建设，引导广大教师以德立身、以德立学、以德施教"，争做"有理想信念、有道德情操、有扎实学识、有仁爱之心"的好教师。

习近平总书记关于新时代教师队伍师德师风建设的重要论述，深刻揭示了教师发展的内在规律，赋予了师德师风新的时代内涵。为此，作为新时代好老师，要敬重学问、恪守职责、教书育人、严于律己、为人师表，以自己的一言一行感染影响身边的每一位学子！

# 厚德笃行，仁爱奉献
## ——记皖南医学院药学院生药学教研室青年教师年四辉

年四辉，男，中共党员，皖南医学院药学院生药学教研室教师，副教授。他是学生心目中的"知心大哥"，是同事眼中的"热心人"。年四辉热心公益，虽然只有37岁，但他却是一名有着18年无偿献血史的志愿者，曾入围2012年度安徽省"十大教育新闻人物"，获得安徽省"优秀共产党员"和安徽省"党和人民满意的好老师"等荣誉称号。他治学严谨，曾指导学生在省、市、校等各类比赛中频获佳绩，多次获得"优秀指导教师"奖。

## 无偿献血，热心公益

1997年的一天，18岁的年四辉在合肥街头偶然看见采血车，他毫不犹豫地登上采血车，献出了生命中的第一个"200毫升"，从此"一发不可收拾"，在随后的日子里，他先后在合肥、昆明、南京、芜湖等城市参加无偿献血。截至目前，他已献血9000多毫升。如果按救助一个病人平均需要800毫升血液计算，他所献的血液能够救助10余位病人。

"献血可以挽救一个人的生命，可以给别人带来生的希望，这是好事，为什么不坚持去做呢？"怀着这样朴实的想法，年四辉坚持每年献血1～2次，他还在芜湖市中心血站登记备案，只要身体条件允许，就进行应急献血。2009年8月，皖南医学院弋矶山医院妇产科一名孕妇难产，急需要B型血小板；2010年3月，芜湖市第二人民医院烧伤科一个孩子动手术，急需B型血……只要接到血站的求助电话，年四辉总会停下手中工作，立即赶往血站献血。年四辉不只是捐献全血，他还多次捐献成分血，并于2010年成为造血干细胞捐献志愿者。他说："只要身体健康，只要符合国家献血的规定，我就会一直将献血坚持下去，身为一名共产党员，我希望为社会贡献自己的一份力量，为患者捐出自己的一份爱心。"年四辉分别于2013年、2014年、2015年，获全国无偿献血铜奖、芜湖市无偿献血金奖、芜湖市无偿献血银奖。

2006年12月，年四辉指导成立皖南医学院无偿献血志愿者协会，这是芜湖市高校第一家专门针对无偿献血成立的组织。年四辉说："缓解血荒困境，靠几个人的力量是远远不够的。这个协会是一个无偿献血应急平台，在重大事故或紧急事件时能提供生命之血；这个协会更是一个宣传平台，我们希望通过协会号召、动员社会上更多的人参与无偿献血活动，以挽救更多人的生命。"在年四辉的感召下，他的学生怀着大爱之心，纷纷加入了无偿献血的行列中。2008级夏轩轩等6名学生深夜坐车数百公里去为同学病危的父亲输血，2013级杨将为病危的同学及时输送了血小板，带教班级2名学生获得芜湖市无偿献血铜奖。无偿献血志愿者协会成立至今，协会会员无偿献血达7818人次，共捐献全血1800100毫升，志愿服务时间12440余小时。在汶川地震、玉树地震等灾害发生期间，协会会员积极配合芜湖市中心血站开展献血活动。年四辉和他创建的无偿献血志愿者协会就这样走进了人们的心中，2012年，芜湖市的多家媒体对他们的事迹进行了报道，同年，年四辉被安徽省委教育工委授予"优秀共产党员"称号，并入围安徽省"十大教育新闻人物"。

## 实践教学，授人以渔

1996年9月，年四辉考入安徽中医学院中药学专业，他酷爱这个专业。大学学习培养了他的务实之风，他希望能将这一作风传给自己的学生，而开展社会实践活动、制作标本无疑是传承务实之风的最佳途径。

2012年8月1日，年四辉和他的同事带领药学相关专业的学生到黄山汤口镇开展资源调查活动，为动植物标本的制作寻找合适的材料。尽管衣衫湿了又干，尽管遭遇到山蚂蟥、野蜂，尽管身上随处可见蚊虫叮咬的痕迹，但年四辉和他的团队丝毫没有退缩。在采集标本过程中，年四辉还不失时机地指导学生认识更多的药用植物。经过4天的奔波，他们采集了70余种珍贵的药用植物标本和参加标本大赛所需的材料。

在此前6月份，为了筹备好这次暑期社会实践活动，年四辉还给学生精心准备了"动植物标本制作"专题讲座，生动形象地向大家展示动植物标本制作流程，介绍采集动植物标本材料的要求、注意事项以及前期处理植物标本的方法和技巧。聆听了讲座后，2010级药学专业聂鹏浩说："年老师既专业又敬业，听了讲座，我现在对如何制作标本有了全面清楚的认识，很期待跟着老师去野外采集标本材料。"采集活动结束后，他们又马不停蹄地开始标本制作。整整一个暑假，年四辉指导魏远娜、张怡等8名同学制作标本。经过一系列制作环节，他们终于完成了近30件动植物标本的制作。在随后的全省"兴宏杯"动植物标本制作大赛上，皖南医学院选送了其中的6件作品参赛，最终全部获奖，年四辉和他的同事们一起获得了"优秀指导教师"奖。

2015年6月，年四辉又承担了皖南医学院参加安徽省第二届大学生生物标本制作大赛的主持和指导任务。近三个月，他牺牲休息时间，往返于南京和芜湖之间，与其他指导教师一起协调、落实标本制作的各个环节，最终优选出6件作品参加第二届大学生生物标本制作大赛。

2014年，年四辉承担了药学院生药标本室的重建工作，经过收集、鉴定、分装、上柜，精品标本室得以建成，具有常用生药精品标本170余件，分为植物药区、动物药区、矿物药区，现标本室已实现对外开放，为学生提供了一个实践教学平台和科普平台。

谈到药用植物标本和生药标本的制作，年四辉有说不完的话。他说："药学专业的生药学和药用植物学课程需要不断和动植物打交道，如果只学习书本知识，不去实践，很难把握药用植物特征；如果不仔细观察，不亲自尝尝、闻闻，很难把握生药的性状与特征。再说，动植物的标本和一些生药标本不能全指望采购，那样成本太高。"

2008年12月，年四辉指导创立了融实践和学习为一体的学生社团——皖南医学院药物研究学习协会。协会通过讲座与标本展的形式普及药学相关知识，举办讲座十余场，服务社会和师生近万人次。近年来，他先后指导协会百余名学生对安徽省旌德县、芜湖神山公园、黄山汤口镇的中草药资源进行调查，收集、制备腊叶标本200余份，不仅使学生收获了实践知识，也丰富了学校标本馆的标本。

在承担生药学、药用植物学两门课的教学过程中，年四辉始终不忘实践教学。他或是带着药用植物、生药标本进课堂，或是带学生在校园内认识植物，有时候自费带领学生去更远的地方进行实地考察。他说，实践出真知，药学生最好的课堂是实践，只有不断实践，才能提高动手能力，才能培养解决实际问题的能力。承担天然药物化学教学时，他积极探索天然药物化学的实践教学模式，在开设验证性实验课的同时，他还积极探索开设创新性实验课，引导学生自主查阅文献，设计课题。

年四辉鼓励学生参加各种实践竞赛，引导学生学以致用，培养学生的创新意识、创意思维、创造能力和创业精神。他指导的学生在安徽省第三届大学生创业计划大赛中获得银奖，在安徽省大学生职业规划之星大赛中获铜奖，在安徽省大学生生物标本制作大赛中获二等奖，他本人获得"优秀指导教师"奖。

## 以研带教，齐头并进

在淮北平原怀远县一个乡村成长起来的年四辉，浸润了当地淳朴善良的民风。加入中国共产党后，他始终牢记"全心全意为人民服务"的宗旨，身在高等学府，心系百姓健康。交流中，他不时流露出对乡亲早逝的感伤。他说："前不久，我的一个堂哥因患肝癌去世了，他只有46岁啊！当年我家困难时帮助过我家的乡亲中，一些人也因为得了不治之症去世了。看到这些，我常有一些无力感和愧疚感，为自己学了药学却无力研发出行之有效的药物而感到惭愧，这也激励着我不断在药学领域进行科研探索。"

怀着对专业的热爱，年四辉在自己所从事的领域里默默努力着。不论是担任合肥哈慈药业的工艺员、天津天士力之骄药业的销售代表、合肥申联药业的研发员，还是如今成为高校教师，他都葆有对药学专业的热忱和对中药研究的兴趣，加班加点地工作对他来说就是常态。年四辉先后主持安徽省教育厅自然科学基金项目1项、安徽省教育厅高校优秀人才基金重点项目1项、芜湖市科技局重点项目1

项，参与省级科研项目6项、市级科研项目3项，并在相关药学期刊上发表科研论文10余篇。

年四辉深知个人的力量有限，他充分利用高校教师这一身份，把自己的梦想无限延伸，在教学过程中培养学生的科研探索和创新精神。2008年，他指导成立了皖南医学院药学系大学生科技创新兴趣小组，吸纳学生参加课题研究，其指导的学生先后申报国家级大学生创新创业训练计划资助1项、安徽省教育厅大学生创新创业训练计划项目4项、皖南医学院大学生科研基金资助2项。在他的指导下，多名学生公开发表了科研论文，17名学子的论文被评为皖南医学院优秀毕业论文。

年四辉一直说："我只是一个普通人，做这些工作，一是兴趣使然，二是想为社会、为学校、为学生踏踏实实做些事。"平实的语言体现了一名共产党员的质朴情怀。他怀着强烈的社会责任感，在担任兼职辅导员期间，用心陪伴学生成长，做学生的知心朋友；他怀着一颗善良的心，善待周围的人与事，热情如火，甚至半夜奔向医院为同事生病的孩子排队挂号；他怀着一颗感恩的心，孝顺双方父母。

曾经被年四辉严厉批评过的陈成同学毕业时这样感慨："作为年老师的学生，我感到很高兴，在他的教诲下，我不仅学到了专业知识，更多的是感受到了他的人格魅力和对学生、对社会的大爱。"

年四辉说："善良是一种选择，我会继续善良下去；务实是一种态度，我会继续务实下去，以更好地为学生、为学校、为社会、为国家做好事、做实事，最大限度地创造人生价值。在后面的岁月中，我希望在科研上有所成就，向汪萌芽教授等前辈学习，践行使命，履行责任，忠诚事业，继承传统，甘做基石，做一个新时代的皖医人。"

（本文发表于2015年9月16日，有改动）

案 例 点 评

做好老师，要有仁爱之心。好老师应该是仁师，没有爱心的人不可能成为好老师。年四辉老师每年坚持献血1～2次，他还在芜湖市中心血站登记备案，只要身体条件允许，就进行应急献血。不仅如此，在他的指导下，皖南医学院成立了无偿献血志愿者协会，他的学生怀着大爱之心，纷纷加入了无偿献血的行列中。年四辉老师以其高尚的道德情操为学生树立起了学习的典范，他以自己的实际行动谱写着人间大爱，感染着他的学生。他的先进事迹和高尚品德让他成为符合党和人民要求、学生喜欢和敬佩的好老师。

思 政 元 素

习近平总书记在关于"四有"好老师的论述中说道，好老师要用爱培育爱、激发爱、传播爱，通过真情、真心、真诚拉近同学生的距离，滋润学生的心田，使自己成为学生的好朋友和贴心人。好老师应该把自己的温暖和情感倾注到每一个学生身上，用欣赏增强学生的信心，用信任树立学生的自尊，让每一个学生都健康成长，让每一个学生都享受成功的喜悦。"学而不厌、诲人不倦"，教育是一门"仁而爱人"的事业，爱是教育的灵魂，没有爱就没有教育。老师的爱，既包括爱岗位、爱学生，也包括爱一切美好的事物，争做符合党和人民要求、学生喜欢和敬佩的老师。

实 践 践 行

"奉献精神"是一种爱，是对自己事业的不求回报的爱和全身心的付出。对个体而言，就是要在这份爱的召唤之下，把本职工作当成一项事业来热爱和完成，从点点滴滴中寻找乐趣；努力做好每一件事、认真善待每一个人，全心全意为他人和社会服务，履行党和人民赋予的光荣职责。奉献精神是指个人与他人、集体、国家之间存在的一种纯洁高尚的道德义务关系，是评价人生价值的基本标准之一。"全心全意为人民服务"是中国共产党的宗旨，讲的也是奉献精神。

当今社会一方面有很多无私奉献的事例，正在影响着当代大学生的奉献观，对大学生奉献精神的养成起到了积极的推动作用。但另一方面，在市场经济迅猛发展的环境下，社会上出现了很多负面因素，金钱至上、自私自利等一系列不良观念，败坏社会风气，使得部分大学生的自我意识发生偏离，直接或间接阻碍了大学生奉献精神的培养和发扬。在大学生奉献精神的形成过程中，要树立一批像年四辉老师这样乐于奉献的先进楷模，在大学生中发挥其辐射示范作用，向大学生传递自强不息、无私奉献的正能量，使大学生能够在良好的媒体环境中自觉养成充满爱心和责任的奉献精神。

# 言传身教，爱岗敬业

## ——记皖南医学院第一附属医院甲乳外科主任施松

"大雪压青松，青松挺且直。要知松高洁，待到雪化时。"在皖南医学院第一附属医院，有这样一位医生，他的品行正如他的名字一般，像一棵松树，坚持不懈地为医学的实践教学作出牺牲，作出贡献。他就是皖南医学院第一附属医院甲乳外科主任施松。

施松是皖南医学院全国大学生临床技能竞赛队专家组组长兼领队，后为总裁判长。他带领的队伍第一次参加比赛就获华东赛区二等奖，接下来在第四届、第五届全国高等医学院校大学生临床技能竞赛中分别斩获全国一等奖和全国二等奖，他本人也连续多年获得学校"优秀教师"称号。

## 胸怀理想，精医尚德

1997年1月，带着美好的憧憬，施松离开了奋斗了五年的皖南医学院，进入第一附属医院工作。出生于医学世家的他，父亲是一名外科医生，耳濡目染下，施松对医学充满了好奇和渴望，同时也使他更早地明白医学路漫漫其修远兮，需要严谨和创新。走上工作岗位后，他一切从零开始。当医生，从诊治常见病到解决疑难杂症；做教师，从带教之初的局促不安，到站上三尺讲台的发挥自如，他一点一滴地积累，一丝一毫不敢马虎。

谈及实践教学的初衷，施松说："多理论少实践，重知识轻能力，重医术轻人文，已严重制约了医学生由大学课堂顺利过渡到医疗实践。"对于临床实践教育的现状，他深感忧虑，在保证大学理论授课质量的同时，他将更多的精力放在临床实践教学上，探索新的教学方法。尽管身处第一附属医院这所百年老院，临床工作繁重，精神压力大，但一想到同学们一张张求知若渴的脸庞，他依然对临床教学充满了热情和信心。

2008年，皖南医学院接受教育部本科教学水平评估，施松被任命为临床片专家组成员，负责指导学生。这段时间对施松来说极为重要，使他能真正潜下心来查阅大量相关文献资料，系统地进行研究，规范临床技能操作。"当时没有规范的实践操作经验可以借鉴，我只能不断地从录像中吸取养分，诊断录像看了五遍，体检录像看了至少十遍。"这一切的努力，终于迎来了丰收的喜悦。在评估中，教育部专家充分肯定了他所带学生的优异表现，给予了优评。施松说："那一年，我还被授予校级'优秀教师'的荣誉，这是学校对我辛勤付出的一种肯定，这更加坚定了我对投身实践教学的意志。"

这些为了医学实践艰苦前行的日子，每个台阶都踏得很辛苦，却被施松轻描淡写地说出来，成功的花儿浸透了多少奋斗的泪泉，洒下了多少牺牲的血雨，只有他自己知道。

## 培育桃李，身教言传

2011年起，学校参加教育部组织举办的以"奉学道、尚医德、精医术、展风采"为主题的全国高等医学院校大学生临床技能竞赛，施松是集训队专家组组长兼领队。对皖南医学院而言，是第一次参加这种比赛，对他个人和专家组来说，是一个不小的挑战。

"刚开始接手，我们眼前一抹黑，没有任何可借鉴的经验，唯一可以参考的就是当年北京比赛的光盘。"集训的日子，除了学生非常辛苦，每一位老师也不断地从光盘和书本当中一遍一遍地确认自己所教授的内容是否完全规范和正确。而施松作为专家组组长，除了要认真备课，上好自己所教的课外，更要对比赛所涉及的一百多项临床技能都熟记于心，并融会贯通。"虽然条件艰苦，孤无外援，但我明白万事都必须靠自己，我们几乎每天都定时开会，讨论教学的细节和存在的问题。"同时他将一些新的教学实践方法，运用到实际教学过程中，并充分和学生交流、探讨，不断改进，将"传道、授业、解惑"的职责和他作为医生的使命紧紧地融合在一起了。

刚开始的培训，施松遇到很多困难，比如缺少操作模型、考核制度不健全等。为了解决培训中遇到的问题，他绞尽脑汁，苦苦思索，想尽一切办法为学生提供最好的条件。没有模型，他就自己动手设计，"比如深部打结，我就将纸杯反扣过来，坠上重物、穿上线头给同学们练手；集训时常让人感到机械枯燥，我就停下授课，让学生比赛打结，不仅可以活跃课堂气氛，也能锻炼学生随机应变的动手能力"。考核制度不完善，他彻夜不眠地准备考题，设计考试模式，一丝不苟。

功夫不负有心人。在第四届全国高等医学院校大学生临床技能竞赛中，施松带领同学们突破重围，获得了"华东赛区特等奖（第一名）"和"全国总决赛一等奖"。在第五届全国高等医学院校大学生临床技能竞赛中，又获得了"华东赛区二等奖"和"全国总决赛二等奖"。"知道成绩那天，同学们都喜极而泣，其间付出的努力实在太多太多。"这样的成绩，不仅给施松老师了莫大的信心和激励，也让皖南医学院一战成名，一时间成为华东地区医学院争相谈论的学校。

尝尽苦头才换来的甘甜，施松十分珍惜。"现在的临床实践教学仍然还有很多难关亟待解决，有朝一日，我希望可以带我的学生深入临床课堂，一边授课，一边带他们走进病区，和临床病人交流，给他们直观的感受，不仅仅局限于书本上的白纸黑字，而是使医学知识教育和职业素质教育以及临床实践能力培养达到协调发展。"

积雪的山脉其实并不孤单，因为有坚韧挺拔的青松作伴。无论雪多大，风多狂，它们依然屹立在那里，顽强生长，不卑不亢。施松丰富却艰辛的经历，为他的医学实践教学积累了很多灵感和经验。

## 循循善诱，严谨细致

"做事认真，严格要求，是临床技能竞赛指导老师的典型代表，这是我对施松老师的印象。"参加第五届全国高等医学院校大学生临床技能竞赛的选手唐枭伟如是说，"虽然教学上严肃认真，但是私下却非常关心学生，像父亲和朋友。"

当问及关心学生的细节时，施松说："教学上对学生严格要求是我一贯遵循的原则，在生活上我只是做了一些力所能及的事情。对我来说，看到这些和自己孩子一般大的学生每天废寝忘食地学习，刻苦训练，我感到既欣慰又心疼。"

"大家一开始都很怕施老师，因为他上课的时候比较严肃。出去比赛时，相处时间长了就会发现，其实他是个很细心的人，对学生的事情很上心，处处为我们考虑。"谈及施松，甲乳外科的一位年轻医生李琴对他赞不绝口，李琴是当时参加全国高等医学院校大学生临床技能竞赛的第一批选手之一。"举个例子吧，当时我们有位选手在比赛前肚子疼痛难忍，吃不下米饭。施老师对此很担忧，亲自给她买了一碗面，而且特意配了清淡的小菜，非常贴心和暖心。当时那个同学感动极了。"同学们住在学校，每天在医院训练到很晚，为了确保他们的安全，施老师亲自送他们回学校；考虑到同学们回去晚没有地方洗澡，他就隔天安排他们去一次医院的科室洗澡。施老师就是这样一个对工作近乎苛刻，而对人温暖如春的人。平时在科室中，施老师严于律己，宽以待人，尤其对学生严爱有加，处处关心他们的成长。"我觉得，如果学生有问题，那么老师就应该站出来加以引导。"施松这样说。科室里的医生们说："主任平日很早就到科室，亲自给病人换药，有时候他查房都结束了学生才到。他临床带教很认真，手术中的关键解剖结构都会教学生辨认。"

"岁寒，然后知松柏之后凋也。"只有经历了生命困厄的考验，才能凸显生命强者的风范。"岁寒松柏肯惊秋"，想必苏轼也是取义于此。一灯如豆，四壁青辉；身在校园，胸怀天下。任凭物欲横流，施松却不改初心，安于三尺讲台，甘愿守住医者仁心的一方净土，在事业追求中体现自我价值，不断赋予优秀教师和白衣战士新的内涵。

（本文发表于2015年11月6日，有改动）

## 案 例 点 评

做好老师，要有道德情操。老师的人格力量和人格魅力是教育的重要条件。"师也者，教之以事而喻诸德者也。"老师对学生的影响，离不开老师的学识和能力，更离不开老师为人处世、于国于民、于公于私所持的价值观。好老师的道德情操最终要体现到对所从事职业的忠诚和热爱上来。尽管临床工作繁重，压力大，施松老师同样注重临床实践教学，探索新的教学方法，将一些新的教学实践方法运用到实际教学过程中，并充分和学生交流、探讨，不断改进。他多次指导学生参加全国高等医学院校大学生临床技能竞赛，并取得不错的成绩，让皖南医学院一战成名。施松老师坚守初心，坚持不懈地为医学的实践教学作出牺牲，作出贡献，创造自我价值，不断赋予优秀教师和白衣战士新的内涵。

思 政 元 素

习近平总书记在谈到"四有"好老师时说过，好老师应该执着于教书育人。我们常说干一行爱一行，做老师就要热爱教育工作，不能把教育岗位仅仅作为一个养家糊口的职业。有了为事业奋斗的志向，才能在老师这个岗位上干得有滋有味，干出好成绩。如果身在学校却心在商场或心在官场，在金钱、物欲、名利同人格的较量中把握不住自己，那是当不好老师的。老师要有"衣带渐宽终不悔，为伊消得人憔悴"的精神，兢兢业业做好工作。做老师，最好的回报是学生成人成才，桃李满天下。想想无数孩子在自己的教育下学到知识、学会做人、事业有成、生活幸福，那是何等让人舒心、让人骄傲的成就。

实 践 践 行

实践教学相对于理论教学更具有实践性、直观性、综合性与创造性，是现代高等学校人才培养不可缺少的重要环节，在加强对学生进行素质教育与创新能力培养方面有着不可替代的作用。脱离了实践，我们就是纸上谈兵。在实践活动中，学生的探究欲望被激发，学生学以致用、知困而思。尤其是医学院校的大学生，他们在实践中通过与病人接触，感悟医德的力量，通过运用专业知识，可以提高专业技能。医学是实践性和应用性很强的学科，实践是医学生最好的老师。年轻的医学生要快速成才，书本、病人、老师这三者是不可或缺的良师益友。通过实践，医学生较早地接触临床、接触病人、接触疾病的诊治环境，理论联系实际，有利于更好地消化所学的医学知识；通过实践—认识—再实践—再认识的过程，医学生可以加深对疾病和诊疗过程的认识；通过临床教师的启蒙和示范，医学生可以较早熟悉临床诊治疾病的思维方式。

# 捧着一颗心来，不带半根草去

## ——记皖南医学院首位遗体捐献者汪桐教授

他静静地走了，皖南医学院失去了一名优秀共产党员和备受爱戴的教师，生理学界失去了一名睿智豁达的专家，医学领域失去了一名执着严谨的学者。2010年12月17日凌晨6时20分，皖南医学院生理学教研室、中西医结合研究室组建者汪桐教授因病医治无效溘然长逝，享年80岁。获悉噩耗，人们无不扼腕叹息，心情沉痛。12月17日9时50分，遵照汪桐教授的遗嘱，没有挽联，没有哀乐，没有花圈鞭炮，汪桐教授的遗体被安放在皖南医学院人体解剖学实验室，以伟大的善举继续着他的"教学"，成为医学生"无言的良师"。汪桐教授作为一名德艺双馨的名师和皖南医学院首位遗体捐献者，用大爱诠释着生命的意义，用神圣的方式续写着教师职业的荣光。"高山仰止，景行行止。"汪桐教授为我们树立了永远的榜样，他身上体现出的热爱教学、关心学生、孜孜不倦、求真务实、淡泊名利、甘于奉献的道德品质成为皖南医学院宝贵的精神财富，成为激励皖南医学院人不竭的精神动力。

## 高风亮节的遗体捐献义举

"我自愿捐献遗体给医学教育事业。首先凡能使用的组织器官、角膜、皮肤等一律捐献。继而做病理学解剖，将有用的器官做成病理标本供教学使用。最后将遗体转给解剖室供学生解剖使用。在使用完后，将遗体火化，骨灰交给我的家人。"这是2004年8月27日汪桐教授写给学校的遗体捐献申请书，质朴的语言、赤诚的情怀，震撼人心。在他70岁时，他就曾向学校表达捐献遗体的意愿，2004年8月，当安徽省红十字会在皖南医学院建立遗体（器官）接受站时，汪桐教授第一个报名捐献，开启了皖南医学院教职医护员工遗体捐献事业之先河。

汪桐教授的儿子汪一江教授和汪一汉教授流着泪回忆父亲捐献遗体前后的点点滴滴。他们无法忘却三次家庭会议上父亲坚决的态度，更无法忘却父亲在去世前对捐献遗体的再三叮嘱。尽管在内心深处，他们不愿意接受父亲去世并已经捐献遗体的事实，但是他们理解父亲，他是一个把自己毫无保留地献给一生热爱的医学事业的人，是一名以身作则、德高望重的人民教师，是一位毫不利己专门利人的优秀共产党员。

"活着的时候能够做一些对国家和人民有意义的事情，死后如果还能够为医学事业和教育事业发挥最后的光和热，这是令我感到最快乐的事情。"汪桐教授这样对关心他的人解释自己捐献遗体的初衷。得知他签了捐献遗体的协议后，大家都为他的善举所感动。汪桐教授用无私奉献谱写了一首可歌可泣的生命之歌，用实际行动践行"人道、博爱、奉献"的红十字会精神，用一颗爱心倡导了社会移风易俗的文明风尚，以人格魅力感召了更多志愿捐献者加入这个神圣的队伍中来。

汪桐教授，1956年光荣地加入中国共产党。曾任皖南医学院生理学教研室主任、教务处副处长、科研处处长、老年研究所所长、生理学硕士生导师，安徽省第四届生理学会理事长、中国生理学会第十八届理事会理事。他于1930年7月出生在安徽蚌埠。抗战期间，因为流离失所，他和哥哥姐姐跟着母亲逃难到贵州，后辗转回到蚌埠。流浪的生活、家庭的拮据、母亲的鼓励，使他格外珍惜上学的机会，他学习非常勤奋刻苦。在他的笔记中，他这样表达自己对求学的渴望："我挑过水，烧过炭，当过茶房，赶过马车，艰难的生活让我强烈地意识到，只有努力学习才能改变自己的命运。人要靠本事吃饭，我最看不起不求实际、不劳而获、寄生虫式的生活。"1958年，他以优异的成绩毕业于安徽医学院医疗专业，并留校任教。汪桐教授牢记宗旨，时时处处发挥党员的先锋模范作用，做到为群众的利益鞠躬尽瘁，为党的事业呕心沥血。早在求学期间，思想上追求进步的汪桐教授就积极投身慰问灾民、服务民工等社会公益活动中。20世纪60年代初，汪桐教授参加了农村社会主义教育运动，农村落后的医疗条件和心系人民的情怀进一步激发了他献身医学事业的壮志。来到皖南医学院后，汪桐教授带领着有志青年披荆斩棘、白手起家，先后组建皖南医学院生理学教研室和中西医结合研究室。回忆起汪桐教授，人们无不钦佩他对教学工作的一丝不苟、对科研工作的大胆创新和对医学事业的赤子情怀。

## 让"生理学"课程变得娓娓动听

一提到"生理学"这门课程，很多人会皱眉头，那些繁杂的图示和深奥的概念经常让初学者如坠云雾之中。但汪桐教授讲授的生理学课却是个例外。他的课堂总是座无虚席，皖南医学院学子都尊称他是学校"四大名嘴"之一，争相去听他的课。刚下课，他就被同学们团团围住，而他总是不厌其烦地回答，直到下一堂课铃声响起，他才能抽身离开。他的学生潘群皖教授至今还记得他上课的情形：没有杂乱的图示，只有清晰的逻辑表述；没有枯燥的概念，只有形象生动的语言，幽默处令人捧腹，开怀后让人豁然开朗、茅塞顿开。那留在黑板上的文字和画图，就像是印刷出来的一样，清晰流畅。问及汪桐教授何以能让深奥的知识变得浅显易懂、生动有趣，答案是吃透课本、触类旁通。

汪桐教授常常拿一桶水的理论提醒年轻的教师，不要成为教材的复印机，要吃透精髓；不要拘泥课本内容，要联系实际。在指导后学上，汪桐教授精益求精。他的学生杜武英老师说，当年她拿着自己的讲稿向汪桐教授请教，汪桐教授利用晚上和课余时间修改，一边修改一边指导，修改了三次才定稿。汪桐教授还亲自听杜老师上课，直到可以完全放手了他才放心。曾经听过他的课的姜国年副教授回忆说，汪桐教授上课语调柔和，却很有感染力，引人入胜；寥寥数语，却意味深长，引人深思。汪桐教授是一位见多识广的学者，是热爱生活的语言大师，睿智幽默，严谨风趣，听他的课总是令人受益匪浅，回味无穷。

汪桐教授把睿智和博学渗透于课堂内外。他的学生汪萌芽教授至今还清楚地记得自己研究生入学考试时汪桐教授出的试题，其中有一道题是："血钙降至 6mg/dL 时，临床上可能出现什么后果？与 $Ca^{++}$ 在兴奋传递和骨骼肌收缩过程中的作用有无矛盾？为什么？"攻读研究生学位后，汪萌芽教授的第一篇公开发表的文章就是受到这道题的启发，撰写了《矛盾不矛盾——一道生理题的解题思路》发表在《中国医学生》杂志上。文章的结论是：形式逻辑和哲学原理对解答问题起到了重要的指导作用，"矛盾律"和"排中律"为解答问题提供了突破口，"矛盾的特殊性""矛盾的主要方面和矛盾的次要方面""质量互变"原理则引导了解答问题的途径，"同一律"则揭示了错误结论产生的原因。这哪是生理学试题啊！这分明是生活与哲学的统一！汪桐教授融会贯通的教学思想在这道题中可见一斑。

1974年，汪桐教授创办了生理学教研室。为了提高教学质量，汪桐教授认真组织教研室全体教师集体备课，并开展观摩教学活动，还深入课堂随堂听课。在他的带领下，生理学逐步成为皖南医学院的优势课程。1986年，"生理学"学科获批成为皖南医学院第二批硕士学位授权点。如今，虽然生理学教研室人员几经变迁，但汪桐教授倡导的教学理念和开创的教学传统始终未变，薪火相传。

汪桐教授经常教导教研室的老师，作为高校教育工作者，对于教学和科研工作，两手都要抓，他们犹如鸟之双翼，少了任何一个，教育教学工作都会受到影响。他在埋头开展针刺原理与经络实质研究的同时，从不放松对教学的研究。早在20世纪70年代，他就开始摸索电化教学手段的应用。他自制了生理学教学幻灯片课件和模型教具，并在全国推广。在多次全国学术会议上，汪桐教授积极就如何改善和提高生理学理论和实验教学交流了经验和做法。他撰写了很多富有真知灼见的教学论文，给广大教师以启迪。济宁医学院党委副书记、院长白波教授于2008年来皖南医学院指导本科教学水平评估工作时，念念不忘汪桐教授的教学论文。他说，如果不是因为受到汪桐教授教学论文的影响，他也许至今不会走上教学岗位！言辞间满是对汪桐教授的钦佩和感激。汪桐教授自制的教学幻灯片以及关于改进实验教学方法的论文获得校优秀教学成果二等奖。他的"强化教学手段，提高生理学实验教学质量"研究课题荣获安徽省优秀教学成果二等奖。

## 独树一帜的"经络实质的二重反射学说"

汪桐教授在科研工作上孜孜不倦，求真务实，勇于创新。在30

多年的生理学研究期间，他不囿于陈规，不拘泥传统，融西医研究与中医研究于一体。自组建中西医结合研究室以来，他带领着不同研究领域的学者朝着中西医结合的方向共同迈进，使中西医结合研究室得到快速发展，在教学和科研领域取得了显著的成绩。

经络是中医基本理论的一个重要核心，经络研究是国家和国际重大生命科学课题。汪桐教授在多年的研究中，深刻体会到经络研究是一项难度很大、探索性很强的研究课题。"明知山有虎，偏向虎山行。"执着坚忍的汪桐教授带领科研团队在经络研究领域艰难跋涉。通过反复实验，在证实了长反射在针刺效应、循经感传激发中的作用的基础上，1977年，他提出了"经络实质的二重反射学说"，在国内经络实质研究领域独树一帜。以后又不断用现代神经生理学证据进行论证和发展，对经络实质的研究起到了积极的推动作用。这一学说，确立了汪桐教授在经络实质研究领域的专家地位。1999年，胡翔龙在《中国经络研究十年》中对这一学说作了高度评价。

汪桐教授是一位不知疲倦的跋涉者。简陋的实验室里总能看见他忙碌的身影。为了一个数据，他周而复始，一遍又一遍重新做实验；为了设计实验步骤，他可以废寝忘食、通宵达旦。操作、记录、核对、再操作、再记录、再核对……他以对科学负责、对生命负责的态度一丝不苟地开展科研工作，以忘我的精神和昂扬的斗志摘得了一项又一项科研硕果。他主持了"八五"国家级经络攀登计划项目，并在省级以上专业杂志发表论文115篇，参加编写专著10部，其中《现代中医生理学基础》是国内第一部中西医结合生理学著作。1995年，由他主持的"针刺效应、循经感传与二重反射短反射关系的实验研究"项目获安徽省高校科学技术进步一等奖。此外，他的论文获安徽省科学技术进步四等奖；他有的论文被全文译成日语，在日本发表；他参与研究"循经感传和可见的经络现象"，为获1991

年国家中医药管理局一等奖的成员之一。他带领的科研团队也荣获安徽省科学技术工作先进集体称号。自1993年起,他享受国务院政府特殊津贴。1997年10月,即将退休的汪桐教授受聘担任安徽中医学院经脉脏腑相关研究中心客座研究员、教授,进一步与同行合作,共同为阐明经络和脑的功能而继续探索。

汪桐教授治学严谨,从不轻率地开始某项研究。安徽宣城人民医院的李阳春医师记得,在白蚁研究过程中,他和汪桐教授一起去联系江西省鹰潭市白蚁研究所,汪桐教授深入研究所仔细了解白蚁的生长、防治情况,对其中的操作过程和产品的研发更是详细询问,不放过一丝细节。他查阅了《本草纲目》等各类医学著作,在报纸、期刊上寻找白蚁研究方面的最新报道,并关注国际上关于白蚁研究的最新信息,在全面占有资料和信息的基础上,汪桐教授才开始着手研究,在白蚁研究和药用研发上取得了一系列成果。

在繁忙的教学和科研工作之外,汪桐教授还十分关注医学事业的发展,1987年,由他主持编制的"安徽省医药卫生科技发展规划"荣获安徽省科学技术进步三等奖。在担任安徽省生理学会理事长期间,他积极开展学会工作,加强与全国生理学会和各省份学会的交流,扩大了安徽省生理学会的知名度,两度被安徽省科学技术协会评为学会优秀干部。

退休后的汪桐教授依旧活跃在教学和科研阵地。他受聘担任皖南医学院老年医学研究所所长,给老年人开设营养学课程。1996年9月,因其在创办发展老年教育事业中成绩显著而被安徽省老年大学协会评为全省老年学校优秀教师。即使是在身体不适、腿脚不便的情况下,汪桐教授也要坚持定期去生理学教研室走一走,了解教研室工作开展情况。为了掌握生理学研究最新进展,他不顾年迈体弱和行动不便,坚持乘火车参加全国生理学年会,把自己了解到的情况告诉教研室的老师，鼓励他们做好教学和科研工作。

## 德高望重的良师益友

汪桐教授严于律己，宽以待人，无论是在教学、科研工作中还是在日常生活中，处处体现了高风亮节。一次，因患病而行动不便的汪桐教授出门打车，临下车前，他一遍又一遍地向出租车司机表达歉意："真对不住啊！因为我行动不便，耽误了你很长时间！"下了车，他轻轻地关上车门。出租车司机被这位儒雅和善的长者所感动，一直注视着他走远了才把车子开走。

汪桐教授的学生杜武英提起他，就像是在谈自己的父亲。她说，在学生眼里，汪桐教授既是一个严师，又是一个慈父。她忘不了在她遇到困难时，汪桐教授和他的夫人多次到她家和她倾心交谈，对她的生活提供帮助，对她的学术进行指导。汪桐教授对学生总是有求必应，生活上像父亲关爱自己的孩子一样嘘寒问暖；学术上为学生提供力所能及的帮助，帮他们联系科研院所，为学生的科研创造良好的条件。即便是学生毕业了，他也经常通过电话了解学生们的生活、工作和学术情况。

汪桐教授以人格魅力感染了很多人。从他20多岁开始，他的家里总是聚集着不同专业的学子和志同道合的朋友。因为汪桐教授博学而谦和，他总是耐心地倾听大家的诉说，为他们分忧解愁，帮他们出谋划策，为他们指点迷津，大家都乐意和他一起分享快乐，共同探讨人生。汪桐教授省吃俭用、衣着朴素，却从不吝啬对他人的帮助。每年的捐资助学或者救灾活动中，他总是捐资最多的人员之一。他从不苛求别人，即便是年轻人犯了错，他也以幽默的玩笑化解尴尬，以豁达的心胸委婉劝导，在别人不知情的情况下帮助他们弥补过失。他有很多学生，也有很多"忘年交"，许多学生都愿意登门拜访他。和他交流，如沐春风，安详而快乐。他渊博的知识总能给人以启发，令人精神振奋。

汪桐教授永远地闭上了眼睛，他把一生献给了挚爱的医学事业。作为一名纯粹的马克思主义者，他在生前为党和人民的事业鞠躬尽瘁，死后把身体献给医学事业，为人类揭开身体的奥秘和寻找医治疾病的良方作出最后的贡献。

遗体捐献事业功在当代，利在千秋，是社会文明进步的重要标志，但是受制于传统观念，这项事业目前仍举步维艰。汪桐教授深知遗体捐献对医学教育的重要作用，身体力行，打破传统习俗，志愿捐献遗体，供医学教学和研究使用，以赤子之心和博大胸怀为后学上了最深刻、最感人、最生动的一课。汪桐教授的人道精神与日月同辉，博爱情怀与山河同在，奉献意识与天地共存，他在豁达洒脱中谢幕人生，在心地无私中彰显伟大。

高尚是高尚者的墓志铭，汪桐教授为我们树立了一座永远的丰碑。

（本文发表于2010年12月27日，有改动）

案 | 例 | 点 | 评

汪桐教授，作为教师，他严于律己，宽以待人，是青年教师和学生心中德高望重的良师益友。作为医学院教授，他的科研成果融西医研究与中医研究于一体，形成了独树一帜的"经络实质的二重反射学说"，在教学和科研领域取得了显著的成绩。

作为皖南医学院首位遗体捐献者，他的家人帮他兑现了承诺，用大爱诠释了生命的意义，用神圣的方式续写着教师职业的荣光。

汪桐教授，他活着的时候是"燃灯者"，现今，他已然成为永远的"燃灯者"！向他致敬！

思 政 元 素

立德树人的典范，理论联系实际的楷模——让生理学课程变得娓娓动听。

他是医学生的榜样，是永远的"燃灯者"。

汪桐教授身上体现出的热爱教学、关心学生、工作孜孜不倦、科研求真务实、做人淡泊名利、甘于奉献的道德品质，是医学院校师生的宝贵财富，也成为激励皖南医学院师生的不竭动力。他逝世后，用遗体捐献的方式，用大爱诠释着生命的意义，用神圣的方式续写着教师的荣光，他是永远的"燃灯者"。

实 践 践 行

"我不知道您是谁，但我知道您为了谁，您为医学献身，让我们全面、直接了解人体结构。每一次触摸您的骨骼，找寻您的血管，都会让我铭记一生。我一定会用您教我的知识去拯救更多生命，不辜负您的良苦用心……"

每次读到学生写给"大体老师"（医学界对遗体捐献者的尊称——编者注）的感谢信，皖南医学院基础医学院人体解剖学党支部书记丁艳霞都会感动、流泪。

这是皖南医学院所有医学专业学子必经的感恩课程——人体局部解剖学实验的课后作业是：写一封带有真情实感的感谢信。

在汪桐教授的"大体老师"的感染下，安徽省红十字会遗体捐献皖南医学院接受站，自 2005 年以来，建立了捐献者的档案和数据库，制定了《安徽省红十字会遗体捐献皖南医学院接受站工作细则》等文件，截至2020年底，已接受206人捐献的遗体。皖南医学院特别建立网上祭奠馆，常态化开展缅怀活动，号召更多志愿者加入宣传遗体捐献的队伍，让青年学子感恩良师，引导他们坚定职业道路；并在校史馆设立汪桐教授半身铜像，感召更多的后来者。

# 援外医疗为国家争光，无私奉献促文化交流
## ——记全国援外医疗工作先进个人周玉森

2013 年 8 月是我国援外医疗队派遣 50 周年，中共中央总书记、国家主席、中央军委主席习近平在人民大会堂会见受到表彰的全国援外医疗工作先进集体和先进个人代表并发表重要讲话。其中，皖南医学院弋矶山医院原宣传科科长周玉森作为全国援外医疗工作先进个人代表之一受到习近平总书记的亲切接见。

## 业绩显著，选拔派遣

中央高度重视国际援助中的人才建设问题，因为援外工作人员面对的是来自发展中国家不同层面的群体，其复杂性和严肃性对管理人员和翻译人员的各方面综合素质要求都非常高。"外事无小事"，援外项目不同于一般的翻译和管理工作，所涉猎的范围广阔，内容丰富，专题涉及政治、经济、文化、贸易、科技、军事、教育等多个领域，管理或翻译人员的一个小小的失误都将引起国际关系问题。因此，"人才是关键"，人才建设尤其是对外翻译人才的培养建设问题日益显现，成为国际援助事业承担主体的首要条件。可以说，援外项目事业的成功与否在很大程度上取决于援外培训翻译人才素质的高低，良好的翻译人才起着不可替代的沟通交流作用。

周玉森1979年毕业于北京大学阿拉伯语语言文学专业，业务功底过硬，且一直把学习贯穿于工作和生活中，从来没放松过对阿拉伯语和英语的学习。在工作上，他更是勤勤恳恳、兢兢业业、任劳任怨，有强烈的敬业精神和工作责任心，凡事身体力行，团结协作。正是因为他虚心好学的求知精神和忘我执着的敬业精神，受到同事的普遍尊重和赞许，曾被评为皖南医学院先进工作者。当时援外工作是按计划招生，也就是说为我国援外工作的需要培养高素质外语人才，作为安徽省外语储备干部，周玉森做好了随时被派出的思想准备。1981年，受卫生部派遣，周玉森第一次随中国援外医疗队赴也门担任阿拉伯语翻译工作，表现优异，显示了他过硬的政治素质和业务能力，没有辜负党和人民的重托及各级领导的关怀和信任。此后，他积极服从援外工作安排，先后五次赴也门从事援外工作，每一次都出色地完成了援外工作任务。

## 五次援外，不负众望

周玉森所在的中国援也门医疗队是我国援外医疗队中规模最大的一支，医疗队由南北两部分组成。南也门由安徽省负责，从1970年1月开始派遣第一批援外医疗队，截至2013年，共派遣20批医疗队，共计1173名队员，累计诊治患者900多万人次。南也门的工作、生活环境和条件非常艰苦，属热带干旱气候，炎热少雨，4—10月为热季，平均气温37摄氏度，亚丁气温较高，热季气温高达41.8摄氏度。医疗队没有配备空调，电风扇扇出来的风也是热的，宿舍靠洒水降温，有时热得让人难以入睡。在也门要避免蚊虫叮咬，因为也门有登革热。周玉森学会了适应恶劣环境，在历次援外工作中，克服了一个又一个困难。无论是作为普通队员，或是担任医疗队总队秘书，还是担任医疗队分队队长，他始终把政治荣誉放在第一位，把为祖国争光，为安徽省、为皖南医学院、为弋矶山医院争光放在第一位，全心全意为也门人民服务，为医疗队服务，主动想办法，积极争取受援国各级政府的大力支持，不断改善医疗队的生活和工作条件，促进了团队的协作，维护了国家的荣誉和利益。在五次援外工作中，周玉森亲身经历过也门内战，与战友队一道抢救也门伤病员，也承担过中国医疗队复派的组建工作等。

一次次历险都成为周玉森刻骨铭心的记忆，但对于他来说，最令人难忘的莫过于30多年前发生在南也门的那次内战。1986年1月13日早上，人们还像往日一样，沐浴着亚丁的习习海风。突然，亚丁城内枪声大作，一场事先毫无预兆的内战爆发了。很快，整个亚丁炮火连天，硝烟弥漫。战火迅速蔓延，遍及首都，波及全国；尤为严重的是，包括中国大使馆在内的使馆区，中国各经援、承包组所在的亚丁赫尔·木克赛小区以及阿比扬省中国医疗队所在地都是双方激烈争夺的战区，周玉森当时就在阿比扬省中国医疗队担任翻译工作。下午3点左右，突如其来的一声巨响，从几十公里以外的地方传来，把门窗震得直响。还没等到人们定下神来弄清是怎么回事时，救护车的警报声就从远处呼啸而至，医疗队员被通知全部到医院参加紧急救护。医院所有病人被动员出院，刹那间，整个医院成了战前救护医院，医院被荷枪实弹的士兵把守着，紧挨医疗队驻地的公路上不时有装甲车驶过。从没经历过战争的队员们一下子紧张起来，意识到也门发生了内战。援外队员们觉得应该立即把这一紧急情况向驻亚丁大使馆和医疗总队汇报，请示如何应对突发事件。但通讯已经中断，意味着南也门的局势很紧张，电视、广播等设施已经中断。周玉森就靠收听其他国家的阿拉伯语新闻收集与南也门有关的消息，并及时向队长和队员们传达。与医疗队队员们是邻居的阿比扬省卫生厅厅长也从队员们这里了解信息。

医院很快住满了伤员，连走廊、过道都挤满了伤员，由于伤员太多，除重伤员进手术室抢救外，轻伤员就坐在椅子上或躺在地上实施救护，有的伤员因送到医院前就流血过多，还没等到抢救就失去了生命，为本来就十分紧张的气氛增添了许多伤感。从那一刻起，队员们就得不到正常的休息，连吃饭都要轮流抢时间吃，始终处于紧张的抢救伤员的工作中。只要一听见救护车的警报声，队员们就自觉地全部出动。为争取时间尽可能多地抢救伤员，连厨师和驾驶员都穿上了白大褂，戴起了手套和帽子，充当医生的助手，给医生递手术刀、剪缝线、递纱布……由于抢救工作量太大，队员们每天都是拖着疲惫的身体回到驻地，又拖着疲惫的身体去医院抢救一批又一批的伤员，大家除了抢救还是抢救，"危险"二字早已抛在脑后了。

其间，院长通知医疗队队员们去执行一项特殊任务，要求派一名外科医生和一名内科医生出诊。在如此战火纷飞的情况下，出诊是非常危险的。院长似乎看出了大家的心事，他主动告知队员们不要担心安全问题，一路上都有安排。乘坐院长早已安排好的救护车出发，车上挂了一面红新月旗，路上空无一人，途经的津吉巴尔大桥（由中国路桥组建），历来是车来人往，热闹非常，眼下的津吉巴尔大桥满目凄凉，令人不寒而栗，所见高层建筑上都布有狙击手，天空中还不时有侦察机盘旋。

一周之后的一个下午，中国驻哈达拉毛省的两位专家开了一辆卡车来到中国在阿比扬省的医疗队驻地，简短地传达了国内外交部的指示，他们是奉命冒着危险来接阿比扬省的中国医疗队员的，请大家速速准备，第二天一早全部撤往哈达拉毛省木卡拉港，中国的远洋海轮已在那等候。经过再三解释，当地副省长终于同意中国医疗队员暂时全部撤离阿比扬省，并且特意为队员们出示了一份公文，请沿路哨卡放行并给予方便。平安抵达木卡拉港，与早已集中到那里的中国驻也门赛永医疗队、农田组、打井队、公路组等专家组人员会合，中方人员共有824名登上了祖国派来的"石景山号"轮船，此时此刻，援外医疗队员们百感交集，热泪盈眶。两天后，乘坐中国民航专机回到了北京。这是中华人民共和国成立以来中国政府对驻外人员最大规模的一次救援，充分体现了当今中国国力的强盛。

回首一次次触目惊心的经历，周玉森感慨地说："如果说坚守是一种信念，那么，大凡有过援外医疗队工作经历的，都对援外工作有一种情结，那就是人总是要对人类有所奉献，尤其是对不同国度的人作出奉献。"周玉森坚信，任何经历都是财富，无论这种经历是快乐的还是痛苦的，更何况这种经历是履行一种使命，一种党和祖国所赋予的光荣使命。这也许就是他一直以来在援外工作中身处危险时依然能够坚持下来的精神支柱。

## 心系祖国，传播文化

在也门进行援外医疗工作期间，周玉森积极主动地定期向受援国省部级等各级官员汇报中国援外医疗队的工作和生活情况，并依托受援国报纸、电视、广播等主流媒体及时宣传报道中国援外医疗队的工作和业务开展情况。报道医疗队的文章屡见报端，有时还在也门党报上出现过整版宣传中国医疗队的报道，最大限度地扩大了中国医疗队的对外印象，极好地维护了我国的国际形象，扩大了我国援外医疗工作的国际影响，提升了中国医疗队在受援国的声誉，受到当地百姓的交口称赞。通过也门各种报刊，周玉森经常发表中国古代寓言故事，积极宣传中国文化，并出版著作《中国古代寓言选》（阿文版），深受也门读者喜爱，也门文化部亚丁分部次长为该书作序。卫生部援外通讯和《阿拉伯世界》杂志刊登了序言全文。在国内出版著作《阿拉伯语应用文写作指南》，为我国从事援外工作的阿拉伯语翻译工作者提供了极大的方便。

周玉森感慨地说："文化交流是民族文化发展和繁荣的生长点，中阿文化交流源远流长，底蕴深厚。外语对于一名语言工作者而言，不是工具，而是肩负着传播文化、宣传文化乃至于研究文化、传承历史的责任。这就是我在也门工作期间为什么想到要宣传中国文化的出发点。"

## 不畏艰苦，甘于奉献

为保证中国医疗队在外顺利开展工作，1980年以来，中国建立了援外医疗队外语培训制度。也门的官方语言和常用语言均为阿拉伯语，因此安徽省每批援外医疗队出国前都要接受短期的外语培训，除了学习阿拉伯语、英语外，还要接受外事知识和受援国风土人情方面的培训。

周玉森不仅负责阿拉伯国家代表团的接待和阿拉伯语翻译等工作任务，而且在安徽省卫生厅还担任出国人员阿拉伯语培训任务。阿拉伯语是比较难学的语言之一，接受培训的都是成年人，而成年人学外语多羞于开口。按照培训要求，要在一个月内学会用阿拉伯语问诊，并掌握日常会话简单用语。这对于从字母开始学起的成年人来说，谈何容易。周玉森在总结多批培训的经验的基础上，将重点放在激发队员们学习阿拉伯语的兴趣和训练会话上，边学边巩固边练习，让队员们自愿组队登台表演，自编情景对话，相互间有人扮演病人，有人扮演医生。效果果然不错，既帮助队员们弥补了外语口语学习基础薄弱的短板，又锻炼了与他人会话的胆量。一个月下来，每个队员都能编写出 100 句常用门诊会话和日常生活会话。学习班结束时，有的队员还能唱一两首阿拉伯语歌。周玉森独具特色的教学方法在历次的医疗队阿拉伯语培训中，调动了队员们的学习积极性，取得了较理想的培训效果，使医疗队员能尽快适应工作，在最短的时间内，打开工作局面。

由于各方面表现突出，2008 年，周玉森被卫生部授予"全国援外医疗队先进个人"称号，受到时任副总理李克强的亲切接见，同年 9 月被全国医院报刊协会授予"全国医院报刊抗震救灾宣传先进个人"称号。2010 年，被商务部授予"全国援外奉献金奖"，被安徽省授予"援外医疗队先进个人"称号。2013 年，周玉森被人力资源部、卫生部授予"全国援外医疗工作先进个人"称号，受到习近平总书记的亲切接见。

"大家远离祖国和亲人，克服了种种困难，以实际行动铸就了'不畏艰苦、甘于奉献、救死扶伤、大爱无疆'的中国医疗队精神！"习近平总书记在讲话中高度评价了援外医疗队工作，并首次提炼总结出了崇高的中国医疗队精神，这就是"不畏艰苦、甘于奉献、救死扶伤、大爱无疆"。中国医疗队精神不仅是激励一代又一代医疗队员不懈奋斗的强大精神动力，也是中华民族精神的生动写照。周玉森表示，习近平总书记的讲话，激励着医疗队员时刻牢记党和祖国的重托，不断增强责任感和使命感；不断发扬中国医疗队精神和国际人道主义精神；不断促进受援国医疗卫生事业发展，改善医疗条件，提高人民健康水平，以精湛的医术和高尚的医德，全心全意为受援国人民服务，为增进中国和受援国之间的友谊，作出新的更大贡献。

（本文发表于 2016 年 9 月 30 日，有改动）

## 案 例 点 评

外事之事无小事，外事责任重于山。中央高度重视国际援助中的人才建设问题，因为援外工作人员面对的是来自发展中国家不同层面的群体，其复杂性和严肃性对管理人员和翻译人员的各方面综合素质要求都非常高。他们必须具备坚定的政治立场、优秀的道德品质和过硬的专业技能等，否则无法胜任这项工作。周玉森同志积极服从援外工作安排，先后五次赴也门从事援外工作，每一次都出色地完成援外工作任务，充分展示了他过硬的政治素质和业务能力，没有辜负党和人民的重托。在繁重的援外工作中，他不仅不负众望，积极完成工作任务，而且能够心系祖国、传播文化，扩大了我国援外医疗工作的国际影响，提升了中国医疗队在受援国的声誉，增强了国与国之间的文化交流。同时，周玉森不畏艰苦，甘于奉献，对援外医疗队工作人员进行阿拉伯语、外事知识和受援国风土人情等方面的培训。

## 思 政 元 素

医疗对外援助，是我国和发展中国家之间开展的时间最长、涉及国家最多、成效最为显著的合作项目，医疗队工作人员远离祖国和亲人，克服了种种困难，以实际行动铸就"不畏艰苦、甘于奉献、救死扶伤、大爱无疆"的中国医疗队精神。这带给受援国的不只是一年又一年的外部援助，而是帮助他们实现一代又一代的医疗技术自立，以精湛的医术和高尚的医德，全心全意为受援国人民服务，促进受援国医疗卫生事业发展和人民健康水平提高。古人云："授人以鱼不如授人以渔。"中国援外医疗队甘于奉献，促进了我国与广大发展中国家民心相通、民意相融，深刻展示了中国人民热爱和平、珍视生命的良好形象。同时，在构建人类命运共同体的过程中，也传承着"大爱无疆"的人文情怀。

| 实 | 践 | 践 | 行 |

自 1963 年以来，我国先后向亚洲、非洲、拉丁美洲等国家和地区派出大批援外医疗人员，他们不仅救死扶伤、甘于奉献，而且为受援国培训了大批医务人员，留下了一支支"不走的中国医疗队"，得到了受援国人民的充分信任和普遍赞扬，促进了受援国医疗卫生事业的发展和人民健康水平的提高。国有界，爱无疆。中国医疗队精神不仅是激励一代又一代医疗队员不懈奋斗的强大精神动力，也是我们民族精神的生动写照。作为新时代的医学生，要大力弘扬"不畏艰苦、甘于奉献、救死扶伤、大爱无疆"的中国医疗队精神，继承伟大的白求恩精神，立足本职，救死扶伤，让人道主义精神熠熠生辉，为构建人类命运共同体贡献力量。

# 不忘师者初心，牢记育人使命

——记安徽医科大学庆祝中华人民共和国
成立70周年纪念章获得者陶芳标

在安徽医科大学，每天晚上11点以后从校北大门总是走出一位回家的教授，从大年初一到大年三十，披星戴月，一走就是33年。他主持创办了我国第一个"妇幼保健医学"专业，创建了走向世界的我国第一个出生队列，带领儿童少年卫生与妇幼保健学科迈入全国第一方阵，在平凡的岗位上坚守以德立教的初心、教书育人的使命。他就是陶芳标——安徽医科大学教职工心目中的"拼命三郎"，学生心中的"标哥"。

安徽医科大学有94年的办学历史，学校将蔡元培先生的题词"好学力行，造就良医"选作学校校训。陶芳标从大学毕业留校起就时刻将"好学力行"内化于心，外化于行，献身教育事业，站定三尺讲台；将"造就良医"作为检验自己教书育人的试金石。他在"妇幼保健医学"本科教育、出生队列建设与出生人口健康研究、学科团队能力培养等人才培养、科学研究和学科团队建设方面成绩斐然，不断践行以德立教、教书育人的根本宗旨，获得庆祝中华人民共和国成立70周年纪念章（2019）、全国优秀科技工作者（2016）、全国先进工作者（2015）、中华预防医学会公共卫生与预防医学发展贡献奖（2013）、安徽省先进工作者（2012）、安徽省教育系统优秀共产党员

（2011）、省级模范教师（2009）、省级教学名师（2007）等荣誉。更因在新冠肺炎防控研究与应用转化过程中的突出贡献，陶芳标获得安徽省预防医学会"新冠肺炎疫情防控工作先进个人"称号。

## 站定三尺讲台，潜心教书育人

1987年7月，陶芳标以大学五年的优秀表现和毕业论文第一名的成绩，怀着对母校安徽医科大学的深厚情感，选择留校工作，成为儿童少年卫生教研室的一名普通教师。当时教研室规模小，教师只有3人，教学和科研条件也十分简陋。

从1987年10月陶芳标第一次站上讲台这个"战斗堡垒"，一守就是33年。他曾写道："从站上讲台的那一刻起，我就有一份沉甸甸的责任压在了肩上，下边坐的是一届届学生。梁启超曾说'少年智则国智，少年富则国富，少年强则国强'。培养什么样的大学生直接关系到国家的未来。看着一双双充满对知识渴求和对未来期盼的眼睛，我没有办法不认真、没有办法不坚持、没有办法不努力。教书育人是教师的天职，一个教师首先要把课上好。"

为了把课教好，陶芳标潜心学习，1992—1994年先后写出了100多万字的读书笔记，编写了《儿童少年生长发育》《儿童少年常见病防治》《教育过程卫生》《学校环境卫生》《学校健康教育》等教学讲义，把"儿童少年卫生学"这一门预防医学专业课程弄懂吃透。

陶芳标心里时刻装着学生。2000年腊月二十七晚上9点多钟，陶芳标的爱人上夜班，他在家哄女儿睡着以后，匆匆下楼赶往教研室，想在春节放假期间抓紧时间把新学期要上的一门课——妇幼心理卫生学的教学讲义编写出来。非常不幸的是，他却在5楼一脚踏空，踝骨骨折，他从5楼爬回了家里。第二早上才被同事送到医院，他在床上躺着的38天时间里，找人制作了一个简易的木板桌，一边吊着腿，一边写讲义，三易其稿，终于写成了一本20余万字的教学讲义。2000—2001年，在复旦大学读博士期间，为了减少对学生学业的影响，他连续两年返校14天授课、答疑，最后一次课结束时累倒在讲台上。

连续性的长时间工作，陶芳标患上了腰筋膜炎，15年里每年都要发作几次，经常疼得站不住，撑着扭曲成S形的躯干站在讲台上，用一位高年资老师给他特制的绑带来固定腰背，硬是没有因为腰疼而缺过一堂课。

陶芳标潜心培养学生。33年来，他带领200多名学生深入学校、社区、农村和妇幼保健机构开展社会实践、科研调查等。带教学生的毕业论文曾经连续5年获得公共卫生学院毕业论文答辩第一名，带教的5名学生为安徽医科大学获得了第一次"挑战杯"全国大学生三等奖。从2001年至今形成的每个周末以学生担当学习主角的例会制度，已成为安徽医科大学一道亮丽的"风景线"。

陶芳标锐意进行教学改革。"深化高校教育教学改革是要让学生受益"成为他不变的追求。1997年6月，他开始担任妇幼卫生教研室主任兼儿童少年卫生教研室副主任。当时面临的最大难题就是高校扩招后教学管理跟进不足的问题，为了解决这个问题，他积极探索并实施教育教学改革和教学质量工程建设，建立了一套完整的妇幼卫生专业体系，并进行了"以学科带动专业建设"的大胆尝试，这种模式充分激发了教师在教学计划制订、教材建设、实验室建设、教学基地建设和学生管理等方面的积极性和主动性。当时全国先后有十多家医学院校前来参观学习，2005年这项研究成果获得安徽省教学成果二等奖。在此基础上，2005年以来，他提出并建立了大学生专业胜任力培养的5个平台。第一是"走进公共卫生平台"，培养低年级学生公共卫生专业认同和专业思维，主编了案例版教材《公共卫生学概论》（第1版、第2版，科学出版社），从当初预防医学专业使用发展到现在9个专业使用，目前全国也有数十所高校使用该教材。第二是"理论与实践对接平台"，通过从大学一年级开始的专业与学科融合的教育，让师生从低年级互动起来；坚持让优秀校友谈奋斗历程，让卫生健康管理者谈政策背景，让专家学者谈理论指导实践、实践上升为理论的过程，让学生与师长面对面交流，激发学生学习的动力。第三是"网络化自主学习和训练平台"，发挥线上线下学习功能，培养学生自我学习和独立思考能力。第四是"模块化实验教学平台"，开放实验室，引导学生以公共卫生问题为导向开展环境、行为与健康综合性实验，培养他们发现问题与解决问题的能力。第五是"以项目为导向的社会实践平台"，教师以科研项目支持学生社会实践和调查研究，培养学生了解社会、服务社会的能力，该平台建设获得安徽省教学成果二等奖。

这5个平台的建设使得安徽医科大学人才培养质量上了一个新台阶，预防医学、妇幼卫生专业方向的学生就业率一直名列前茅；这5个平台也为预防医学专业获得国家级特色专业建设点、公共卫生与预防医学获批国家级实验教学示范中心的成功申报和建设奠定了坚实的基础。

## 勇攀科学高峰，科研反哺教学

大学期间，陶芳标是靠拿学校最高档助学金——每个月17.5元，才完成五年学业的，深知唯有勤奋学习、追求真理，才能报效国家。他在大学期间就加入了中国共产党，在党的培养下锤炼政治品质，以更高标准和更严格要求约束自己。走过了从最初的追求优秀科研成绩，到现在全身心投入探索将科研反哺教学的路径与方法，升华了育人的使命。

苯丙酮尿症是一种单基因隐性遗传病，在我国每50个人中就有1人携带该基因，每1万人中就会有1人得这种病。得这种病的人是不能正常代谢苯丙氨酸的，患病新生儿喝母乳之后，苯丙氨酸不能代谢，苯丙氨酸或酮酸的蓄积会损害神经系统发育，患儿的智力水平就会越来越差。不仅如此，患有苯丙酮尿症的女性所生子女几乎都会有先天缺陷，其中90%以上有智力问题，75%以上存在先天性心脏病和其他缺陷。为了弄清患有这种疾病的母亲对她所生育的下一代都有哪些影响，陶芳标从2002年9月到2003年6月，每到周末或者节假日，就带着三五十个学生和青年教师，租两辆大巴车，跑遍了六安市金安区和裕安区的所有村庄，调查的区域覆盖了138万人口。为了这个课题自掏腰包欠下了30多万元的外债，但两年来，数千个工作调查日的科研实践，培养了学生的现场调查能力，磨砺了学生的意志品质。十多年过去了，这些同学仍然很怀念那段经历，感激那份收获。

时刻跟踪科研前沿，服务国家重大科研需求是陶芳标时刻牢记的科研宗旨。2005年至今，针对国家预防重大遗传病和出生缺陷防控的战略需求，经过15年努力，他建立了我国第一个、世界上第17个大型出生队列——中国安徽出生队列（C-ABC）。利用出生队列，揭示我国最为接近真实水平的出生缺陷的发生率，阐明了重大出生缺陷的多种环境因素及可控性因素，探讨了环境内分泌干扰物对儿童发育损害的孕期炎症激活机制等，主持了国家科技支撑计划重大项目、国家自然科学基金重点项目、国际和地区合作项目；依托C-ABC队列，支持团队和跨学科成员获得国家自然科学基金项目和青年基金项目18项；利用该队列，将本科生专业实习、研究生科研有机结合，真正实现了校地结合共同培养学生的目标。其中马鞍山市妇幼保健院成为这一研究的典型受益者，近10年来有80余名本科生和儿童少年卫生与妇幼保健专业硕士研究生在该院实习和进行科研，有40多人留下来工作，多数人已成为科室负责人和业务骨干。

陶芳标带领学科建设，由小到大，由弱变强。从1987年留校，教研室只有3名教师，到现在成为安徽省重点学科、中央与地方共建"妇幼卫生综合实验室"、人口健康与优生安徽省重点实验室，再到2019年主持并申报成功建设"出生人口健康教育部重点实验室"，这些不仅是一个学科特色和学科优秀发展的标志，更是为本科学生素质培养提供了坚实的平台。安徽医科大学预防医学（妇幼卫生方向）的本科生就业率从2002年至今一直是优秀水平，继续深造率保持在50%～74.5%。

用科研反哺教学，还在于将科研成果转化成教材。2002年，陶芳标主编的《妇幼保健学》（安徽大学出版社）循证了国内外妇幼保健领域最新成果，成为妇幼卫生专业本科生专业教科书，也是妇幼保健专业工作者案头必备参考书。近10年来，他作为第一主编主编了我国第一本案例版教材《公共卫生学概论》第1版、第2版（科学出版社），为数十所高等医学院校使用；主编了国家规划教材《儿童少年卫生学》第8版（人民卫生出版社），成为我国预防医学权威专业教科书之一；与复旦大学钱序教授共同主编的国家规划教材《妇幼卫生概论》（人民卫生出版社），丰富了我国妇幼保健医学专业教材体系。

## 与新冠肺炎病毒赛跑，将论文写在祖国大地上

新冠肺炎疫情期间，陶芳标从1月21日开始即夜以继日地投身

于疫情防控中。由于当时对新冠肺炎病毒知之甚少，疫情趋势不明，又适逢春节，周围没有年轻人和研究生，他一日两餐在学校，每天半夜才离开学校，认真判别每条信息，编译新文献。在对新冠肺炎疫情有了初步了解后，他每天通过网络带领研究生和青年教师跟踪安徽省和全国的疫情动态，探索新冠肺炎疫情发生发展的规律，制作模型预测安徽省疫情变化，在2月18日即预测了2月底至3月初的控制趋势，评价安徽省综合防控效果，经多家媒体报道，对稳定社会情绪起到了积极作用。

为及时指导疫情期间在家隔离或上网课学生科学用眼、预防近视，他主持制定了国家卫生健康委员会（以下简称"国家卫健委"）《儿童青少年新冠肺炎疫情期间近视预防指引》和《儿童青少年新冠肺炎疫情期间近视预防指引（更新版）》。编制科普作品3种，其中《新型冠状病毒肺炎流行期间中小学生用眼卫生指南》阅读量超过30万人次。

强烈的社会责任感，还使得他用一个月时间，每天投入14个小时以上，心无旁骛地主持制定了《安徽省学校新冠肺炎疫情防控系列标准与指引》（皖教秘〔2020〕96号），包括《安徽省学生和教职员工新冠肺炎风险人群判定标准》《安徽省学校新冠肺炎师生员工个人防护手册》《安徽省普通高校新冠肺炎疫情防控工作指引》《安徽省中小学校新冠肺炎疫情防控工作指引》《安徽省幼儿园新冠肺炎疫情防控工作指引》《安徽省学校突发新冠肺炎疫情重点场所防控工作指引》和《安徽省新冠肺炎疫情防控指导员（校医）职责》等，为全省大中小学顺利开学提供了技术标准。

受安徽省教育工委、安徽省教育厅委托，主持讲授《返校前防疫专题课——预防新冠肺炎》，仅安徽省受众学生即达1200万人，得到社会广泛好评。

正是因为陶芳标在新冠肺炎疫情期间迎难而上的"逆行"，他获得了安徽省预防医学会"新冠肺炎疫情防控工作先进个人"称号，实现了把论文写在祖国大地上的初心。

（本文发表于2020年9月7日，有改动）

案 例 点 评

因为"看着一双双充满对知识渴求和对未来期盼的眼睛，我没有办法不认真、没有办法不坚持、没有办法不努力"，所以用尽办法去拼搏。30多年来，陶芳标既修身，又育人，既"坐而论"，又"起而行"，既坚守讲台，又冲锋陷阵。他坚持理论联系实际，深入现场调查，到祖国和人民需要的地方去，是践行"三全育人"理念的教育家，是"把论文写在祖国大地上"的科研人员，更是新时代的优秀共产党员。他以献身教育的精神打动人，以精益求精的治学态度感染人，以为人民服务的思想引导人。这位学生心中的"标哥"，为我们立起了一个爱党爱国爱岗爱学生的标杆。

思 政 元 素

2020年，习近平总书记在科学家座谈会上指出，科学成就离不开精神支撑。科学家精神是科技工作者在长期科学实践中积累的宝贵精神财富。中华人民共和国成立以来，广大科技工作者在祖国大地上树立起一座座科技创新的丰碑，也铸就了独特的精神气质。2019年5月，党中央专门出台了《关于进一步弘扬科学家精神加强作风和学风建设的意见》，要求大力弘扬胸怀祖国、服务人民的爱国精神，勇攀高峰、敢为人先的创新精神，追求真理、严谨治学的求实精神，淡泊名利、潜心研究的奉献精神，集智攻关、团结协作的协同精神，甘为人梯、奖掖后学的育人精神。

30多年来，陶芳标知行合一，把课程思政上在大巴车里，把科研数据录在田间地头上，把人生追求融入国家和人民的需要中。投身教育科研事业以来，陶芳标著书立说，殊不知，他自己就是一本生动的教科书。爱国、责任、创新、担当、奉献，是这本书多彩的篇章，让一代代学生受用不尽，让课程思政、专业思政、科研育人、教育育人一直在路上。

实 践 践 行

陶芳标是习近平新时代中国特色社会主义思想的忠实践行者和模范带头者，他身体力行，用半辈子的时间为所有的教师和科研工作者上了一堂主题鲜明、内涵丰富的党性"导读课"。陶芳标是杰出的科研工作者。习近平总书记强调：希望广大科学家和科技工作者肩负起历史责任，坚持面向世界科技前沿、面向经济主战场、面向国家重大需求、面向人民生命健康，不断向科学技术广度和深度进军。

高校应大力弘扬科学家精神，引导科研工作者数十年如一日专注于自己的科研事业，勤奋钻研、不慕虚荣、不计名利的同时，传道授业解惑，甘为人梯、奖掖后学，把教育青年摆在重要位置，全面提高教育教学质量，发挥教学育人、科研育人作用，注重培养大学生的创新意识和创新能力，培养德、智、体、美、劳全面发展，担当民族复兴大任的时代新人。

# 守教育初心，担育人使命

## ——记安徽医科大学全国优秀教师谢芬芬

习近平总书记指出："一个人遇到好老师是人生的幸运，一个学校拥有好老师是学校的光荣，一个民族源源不断涌现出一批又一批好老师则是民族的希望。"近年来，安徽医科大学广大教师和教育工作者坚持以习近平新时代中国特色社会主义思想为指导，认真学习贯彻党的十九大和十九届二中、三中全会精神，深入贯彻落实全国教育大会、全国高校思想政治工作会议和学校思想政治理论课教师座谈会精神，围绕立德树人根本任务，教书育人，爱岗敬业，无私奉献，涌现出一大批先进典型。我们整理了一批优秀教师的故事，希望通过这些故事，向教师节献礼，向所有辛勤耕耘的老师们致敬，向他们道一声："老师，您辛苦啦！"

"首先，请大家欣赏一组图片，同学们认识它们吗？它们都是什么呢？看出来了吗？屏幕上这一张张精美的图片，正是人类胚胎发育过程中的一个个瞬间！"全国优秀教师谢芬芬言简意赅的开场白，立刻吸引了在场同学们的注意。这样的开场白，十几年来，每年的新学期伊始，都会为现场的医学新生们开启一场医学殿堂的"梦想之旅"。

"教师要把主要精力投入人才培养工作中，潜心教书育人，把学生培养成全面发展的具有职业胜任力的医学人才。"十几年来，谢芬芬恪尽职守，7门课程的教学，7000余学时的教学工作量。在正常的教学工作之外，谢芬芬还积极参加各种教学基本功大赛、开展示范课教学，关注学生的身心成长和素质教育，兢兢业业，教书育人，践行了一名高校青年教师的初心和使命。

## "以教为心"，教育教学成绩斐然

2003年7月，安徽医科大学临床医学专业的谢芬芬，以优秀本科毕业生的身份留校，进入基础医学院，成为一名大学教师。

"每个年级的学生都教过，从2003级到2018级。"谢芬芬说。每承担一门课的教学，她都紧紧围绕教学内容，设定好教学目标，周密设计每一个教学环节，讲台上的每一分钟都是源于台下对每一个细节的精雕细琢。

"谢老师在讲解胚胎学内容时，使用了胚胎模型，特别直观，我很容易就掌握了胚胎形成和发育的过程。"

谢芬芬说，要上好一堂课或一门课，必须用像对待科研一样的态度和思维去对待教学。"既要考虑学习内容的易懂性，也要考虑知识的逻辑性、趣味性及其前沿性、拓展性。"

在讲授受精过程中精子的顶体反应时，谢芬芬将临床异常精子的科研图片进行了展示，进而说明如果顶体酶异常可导致男性不育，拓宽了课程的深度和广度，给学生种下了科研和思考的种子。

"示范公开课由说课环节、授课环节、课后反思和现场交流四个环节构成。在说课环节，谢芬芬精心的教学设计思路让听课教师们受益匪浅；在授课环节，谢芬芬通过一系列连环问题的引入，结合精美的课件、生动的视频和形象的自制教具以及自身科研成就为大家上了一堂精彩的示范课。"这是安徽医科大学官网对谢芬芬开展教学示范公开课的一段公开报道。而谢芬芬正是这个讲堂上的教坛新秀，她毫无保留地把自己对教学的思考和实践展示给现场的青年教师。

谢芬芬还应邀在中国解剖学会教学工作年会上为来自全国各医学（医药）院校的教师进行示范授课，应邀在延安大学为医学院教师做教学能力提升培训，获得了国内专业行业老师的高度赞许，提升了安徽医科大学的教学口碑。

在逐渐熟悉教学工作的过程中，谢芬芬发现自己对教学的热情愈发浓烈，教学工作对她来说不只是一份职业，更是兴趣所在，这也是推动她前进的最大动力。

## "以赛促教"，打磨教师工匠精神

"本次课程到此结束，谢谢大家！"此刻，计时器上的数字非常配合地归零，讲台下掌声雷动，所有人都为谢芬芬的精彩授课所打动。

这是第七届全国医学（医药）院校青年教师教学基本功比赛现场，此项赛事是我国医学（医药）教育领域规模最大、级别最高的教学比赛。谢芬芬一举获得基础组最高分，并同时荣获最佳现场演示奖和最佳教案奖。

为了提升自己的教学水平，谢芬芬积极参加各种教学基本功大赛，由于扎实的教学功底和比赛前的认真准备，每一次比赛都让她收获颇丰。从校教学基本功大赛，省本科院校青年教师教学基本功大赛，到代表学校参加全国比赛，谢芬芬都获得了一等奖。此外，她还获得了教坛新秀奖、质量工程教学成果奖、留学生多媒体教学课件比赛奖等，谢芬芬的教学水平得到了同行和专家的认可。

成绩的取得，离不开谢芬芬一直追求的敬业、精益、专注、创新的"工匠情怀"。"我要感谢学科力量的支持。从任教于组胚教研室，到每一次参加比赛，基础医学的教学团队都给予了我莫大的帮助。""就读妇产科学博士研究生后，临床医学团队对临床、对科研一丝不苟的态度和严谨踏实的作风，更是对我触动很大。"这种"匠心"给谢芬芬带来了深远的影响。

"学校实行导师制，教研室安排我与青年教师谢芬芬结成'导师制'对子。"对青年教师关怀有加的贾老师很快就喜欢上了努力好学的谢芬芬，她觉得谢芬芬肯动脑，悟性也高。"将教育作为事业，专注、执着于教育教学，力求精细、极致，并在此过程中体验幸福。"

"PPT最后一张课堂小结的内容是一首诗：'精卵相遇壶腹部，生命之吻定性别。待到胚泡形成时，埋入子宫孕生命。'"师徒俩为了最后一句中用"生命"还是"新生"，推敲了好久。

三人行必有我师，谢芬芬还找了老师、学生甚至是外行来观看自己的课程，"有时，外行更能挑出一些毛病"，谢芬芬会积极采纳其中有益的建议。正是本着这种"吹毛求疵"的教师工匠精神，谢芬芬的课堂技艺最终在比赛中脱颖而出。

## "以情感人"，授徒育人润物无声

在高质量完成教学工作的同时，谢芬芬还非常关注学生的身心成长和素质教育。从生活到学习、从思想品德到心理素质的健康发展，最大限度给予学生无私的帮助与指导。

考试过后的一段时间，有一些学生会跑去求情，请求在阅卷时手下留情。"我会帮助这些学生分析没有考好的原因，有的是没有认真学习，有的是方法不当造成学习效率低。"

谢芬芬把自己的备课笔记借给之前没有认真学习的学生，而对那些学习方法不当的学生，谢芬芬将自己多年来的学习心得毫无保留地传授给他们，帮助他们树立信心。经过共同的努力，这些学生都顺利地通过了补考，并掌握了学习方法，也体会到了老师的良苦用心。

除了课堂教学以外，谢芬芬还多次担任"早期接触科研"基础阶段导师。"学生平时忙于上课，没有完整的时间进实验室做科研，所以我们利用暑期两个月时间，指导学生学习做各种实验。"学生从一开始一无所知的"科研小白"，到最后熟练掌握实验室各种常规实验。

新的医学模式、医患关系与医疗环境对医学生的人文素养提出了更高的要求。教学中，谢芬芬自然融入课程思政、创新创业、医学科普、哲学思想等元素，更好地实现了人文素养与专业知识的互补。

"精卵相遇壶腹部，生命之吻定性别。待到胚泡形成时，埋入宫体孕生命。"一首朗朗上口的小诗，使同学们在学习过程中感受意境之美，感受到每一生命个体的来之不易，从而更加热爱生命，尊重生命。

谢芬芬用自己对每一堂课的打磨和积淀，对每一次教育活动的精益求精，带着自己生命的温度，去从事所爱的教育事业，立志做一名美丽的"教书匠"。

（本文发表于2020年9月9日，有改动）

案 例 点 评

习近平总书记强调："人才培养，关键在教师。"落实立德树人根本任务，离不开一支政治素质过硬、业务能力精湛、育人水平高超的高素质教师队伍。教师是写好新时代教育的"奋进之笔"，是培养德、智、体、美、劳全面发展的社会主义建设者和接班人的关键所在。谢芬芬就是众多教育"书写者"中涌现出来的优秀典型。十几年来，7门课程的教学，7000余学时的教学工作量，在求知若渴的学生与后辈面前，谢芬芬是勤勉传道的"书写者"；从校赛到省赛再到国赛，斩获的金杯就是她追求敬业、精益、专注、创新的"工匠情怀"的最好见证。在硕果累累的专业成就面前，谢芬芬是术业有为的"书写者"；在关心爱护学生成长，身体力行，在教书育人的初心使命面前，谢芬芬是立德树人的"书写者"。

思 政 元 素

2014年第30个教师节前夕，习近平总书记同北京师范大学师生代表座谈时强调：每个人心目中都有自己好老师的形象。做好老师，是每一个老师应该认真思考和探索的问题，也是每一个老师的理想和追求。我想，好老师没有统一的模式，可以各有千秋、各显身手，但有一些共同的、必不可少的特质。第一，做好老师，要有理想信念。第二，做好老师，要有道德情操。第三，做好老师，要有扎实学识。第四，做好老师，要有仁爱之心。

"四有"好老师要自觉做先进思想文化的传播者、党执政的坚定支持者，更好担起学生健康成长指导者和引路人的责任。要坚持教书和育人相统一，坚持言传和身教相统一，坚持潜心问道和关注社会相统一，坚持学术自由和学术规范相统一，以德立身、以德立学、以德施教。要立足培养中国特色社会主义事业建设者和接班人的需要，立足国际视野、家国情怀、集体精神和创新思维的新时代人才基本需求，不断提升自己的学识能力，既要做好"大先生"又要做好"教书匠"，要牢记为党育人、为国育才的使命，自觉贯彻党的教育方针，坚持教育自信，构建知识传授、能力培养和价值引领为一体的高质量人才培养模式，塑造高效、务实、严谨、卓越的工作作风，促进学生的全面发展，培根铸魂、启智润心，为实现"两个一百年"奋斗目标和中华民族伟大复兴的中国梦提供有力人才支撑。

实 践 践 行

习近平总书记强调："今天的学生就是未来实现中华民族伟大复兴中国梦的主力军，广大教师就是打造这支中华民族'梦之队'的筑梦人。"在习近平新时代中国特色社会主义思想指导下，快速成长出一批像谢芬芬这样信念牢、专业强、素质高、作风硬的优秀青年骨干教师，活跃在教书育人的第一线，以人格魅力引导学生心灵，以学术造诣开启学生的智慧之门，诠释"身正为师，学高为范"的师德风范，为培养社会主义事业建设者和接班人作出更大贡献。

新时代大学生，是整个社会力量中最积极、最有生气的力量，要以"四有"好老师为榜样，树立远大理想、热爱伟大祖国、担当时代责任、勇于砥砺奋斗、练就过硬本领、锤炼品德修养，坚持爱国与爱党、爱社会主义的高度统一，树牢"四个意识"，坚定"四个自信"，坚决做到"两个维护"，以实现中华民族伟大复兴为己任，不辜负党的期望、人民的期待、民族的重托，不辜负伟大时代，奋力谱写新时代实现中华民族伟大复兴中国梦的壮丽青春华章。

抗疫篇

# 勇担四重角色，绽放最美初心

—— 记安徽省支援湖北第四批医疗队（安徽医科大学
第一附属医院）领队张泓

2020年9月10日是我国第36个教师节，是尊师重教的重要节日。作为医科类高校，安徽医科大学广大教育工作者坚持以习近平新时代中国特色社会主义思想为指导，深入学习贯彻习近平总书记关于教育的重要论述，厚植爱国主义情怀，坚守立德树人使命，在抗击新冠肺炎疫情中，坚持"人民至上、生命至上"理念，用仁心仁术书写治病救人之书；在培养德、智、体、美、劳全面发展的社会主义建设者和接班人的工作中，牢记"四有"好老师的标准，站定三尺讲台，书写教书育人之书。

"铃铃铃……" 2020年8月31日下午2点20分，伴随着熟悉的预备铃声，身着深蓝色套装的短发女教授，准时迈入2017级医学影像学专业24—27班的教室。这天是新学期开学的第一天，也是她新学期急诊医学课程的第一课。

"急诊医学其实是非常'年轻'的，因为它是1979年才成为一门独立的新学科……"讲台上，她结合PPT耐心地为同学们讲解学科的发展历程。台下的同学们聚精会神地边听讲授边在书本上勾画着重点，他们能感受到，这是一位认真负责的授课老师。但他们不知道的是，这位女教授曾作为领队，在2020年初新冠肺炎疫情形势最严峻的时候，带领安徽医科大学第一附属医院137名医务人员奔赴武汉，整建制接管华中科技大学同济医学院附属协和医院肿瘤中心新冠肺炎（重症）Z11病区，并顺利完成支援湖北的抗疫任务。

她是张泓，安徽省支援湖北第四批医疗队（安徽医科大学第一附属医院）领队、第一附属医院高新院区副院长、急诊医学科主任医师。从安徽急诊第一线到武汉抗疫最前沿，从医生到教师，不论工作地点如何变化，不论身份角色如何转变，她都用实际行动诠释了仁心仁术的医者使命和逆行而上的责任担当。

## 党员初心，冲锋在前显担当

"既是使命召唤，也是职责所在。"

1964年出生的张泓是军人的后代，也是一名有着30多年党龄的共产党员。

2020年2月12日晚近10点，张泓和她的同事们接到了国家卫健委的紧急指令，组织医疗队驰援湖北。第一附属医院决定任命张泓担任此次医院支援湖北医疗队的领队。接到通知后，她没有丝毫犹豫，第一时间启动准备，次日即率队奔赴武汉抗疫第一线。

2月13日，武汉单日新增病例达峰值，湖北新冠肺炎疫情最严峻的时刻来了，武汉最困难的时候到了。而此时，张泓带领着这支被媒体称之为"安徽最硬的鳞"的安徽省支援湖北第四批医疗队出发了，白衣执甲，逆行出征。

张泓带领的医疗队整建制接管华中科技大学同济医学院附属协和医院肿瘤中心新冠肺炎（重症）Z11病区。面对救治工作紧迫、医疗流程陌生、防护物资匮乏等不利因素，如何最大限度救治新冠肺炎患者并将医务人员的防护和后勤保障工作做到最好、不留盲区，让从医 33 年的张泓第一次感到如履薄冰、重任在肩。

疫情发展形势不容张泓有片刻的迟疑,唯有迎难而上。不到 24 小时,病区 64 张床位全部住满。患者平均年龄超过 65 岁,其中 90 岁以上患者 3 人;多数患者合并高血压病、冠心病、糖尿病、恶性肿瘤等,部分患者住院期间出现严重并发症,每一种症状都足以迅速夺走患者的生命。

"同时间赛跑,与病毒较量。"经过 35 个日夜的坚守,医疗队取得了阶段性的胜利,3 月 16 日,他们接管的重症病区正式"清零"关舱。在武汉,他们成功救治患者平均年龄超过 65 岁,年龄最大的 93 岁,取得了高治愈率、低死亡率的佳绩,并且全体医务人员"零感染"。

"这段日子有风有雨、有血有泪、有生有死,但我想,我们终于可以自豪地说:打胜仗、零感染,我们不辱使命!"在学校抗疫模范教师先进事迹报告会上,张泓动情地说。

## 领队初心,护佑队伍共凯旋

"把队员们带出来,更要把他们一个不少、平安地带回家。"这是张泓给自己下的必须完成的命令。

穿上防护服,再难受也忍着,过敏皮疹消了又起,奇痒无比,勒痕与压疮成了抗"疫"中最珍贵的勋章。看着医疗队员大多是"80 后""90 后",张泓不禁心疼,但作为领队,她知道,自己就是一个团队的大家长、主心骨,不仅要照顾好队员的身体,稳定大家的情绪,更要坚定他们必胜的信心。

守住自己就是守住大家。就在支援队到达武汉第 4 天,张泓 90 岁高龄的老父亲又突发脑梗,晨起一头栽倒在地,生命危在旦夕。

接到家人急迫的呼救电话，她控制不住地手发抖，瞬间脑子都乱了。可是，她很快意识到，作为领队，此时她的一举一动，甚至微小的情绪波动，都会影响队员们的工作状态，于是她迅速躲进走廊另一端，努力让自己平静下来。

令人欣慰的是，在医院领导的关心和同事们的积极抢救下，她的父亲脱离危险，转危为安。突发情况让她感受到大家庭的温暖，也更加坚定了她抗击疫情、完成救治任务的决心。

感染病科主治医师魏艳艳第一次进隔离病房时紧张得全身发抖，她回忆说："当时张院长一把就把我给抱住了，我心里非常暖，眼泪也就忍不住了。这种拥抱，除了自己的父母，没人能那样周到地替你着想。"

有了必胜的信念，离成功就不远了。呼吸与危重症医学科主任医师徐爱晖接受采访时告诉记者，在武汉的那段时间，张泓说的最多的话就是"在这个战斗（抗击新冠肺炎）当中，我们一定要赢，绝不能放松"。

带队出征她是主心骨，归来建设也是领路人。"对待临床工作，有着近乎偏执的认真。"这是同事们对张泓的一致印象。安徽医科大学第一附属医院党委书记金宗祥评价说："张泓十分努力、敬业，为医院的建设和发展作出了突出的贡献，是一位优秀的党的领导干部，模范的医务工作者。"第一附属医院急诊ICU护士长高业兰说："我跟张院长共事十年，她是一个非常敬业的人，带领我们急诊团队从一个不起眼的学科，逐步发展成为省内排名第一。她为我们急诊学科的发展作出了巨大的贡献。"

## 医者初心，服务病患有情怀

张泓认为，作为医师，第一要"有知识"，第二要"有仁心"，第三要"有情怀"。知识不仅限于医学知识，还包括相关的人文知识。"有仁心"就是要求以人为本，在有仁心的基础上掌握仁术，才能更好地为病患服务。一个医生最不能缺乏的就是情怀，有情怀才能在遇到任何危机和困难时，牺牲自我，挺身而出。

对医生职业的诠释，她是这么说的，也是这么做的。

支援武汉时，令张泓印象最为深刻的是他们接诊的一对确诊重症新冠肺炎夫妇。76岁的妻子龙桂云意识模糊，84岁的丈夫高光利前列腺癌伴全身转移，此前已接受过近40次放化疗，住院之前更是十多天未进食，入院时已陷入深度昏迷状态。

张泓和她的同事们守在两位老人的床边，密切监测病情，及时调整治疗方案。两三天之后，龙奶奶病情逐渐好转。当看到防护服上"张泓"的名字时，她突然说："张大夫你留步，我想请你替我去看看我老伴。他性格很内向，你帮我鼓励鼓励他。如果他没了，我活着也没啥意思了。"而此时隔离在另一个病房里的高老先生，病情依然不乐观，老人家意识不清，不能配合治疗，常常用力撕扯输液针和插在鼻腔里的胃管。

"龙奶奶现在好多了，她托我带话给您，让您配合治疗，她要和您一起回家！"趴在高老先生床边，张泓转达了龙奶奶的话语和牵挂。亲人的鼓励犹如一针强心剂，激发了老人的求生欲望。"就在那一刻，我突然发现，他的眼珠儿居然动了动。"2020年3月13日，武汉这对金婚夫妇新冠肺炎痊愈，携手回家。

# 教师初心，甘于奉献育良医

1987年，23岁的张泓毕业后被分到了急诊科。当时院长说她风风火火的，特别适合干急诊。而这一干，就是34年。作为一名急危重症临床工作者，24小时随时待命是常态，为了抓住急诊抢救黄金时间，张泓一直住在距离医院只有10分钟路程的老房子里，舍不得搬。

"师者，所以传道受业解惑也。"是师者，更是终身学习者！传授知识的同时不断进行科学研究和教育反思才是师者的最高境界。

33年来，张泓坚持在教学工作中不懈探索，广泛涉及临床前教学、临床教学以及临床技能培训工作，主持或参与各种级别科研项目14项，参编20多部教材及专著。此外，她还积极筹建了安徽省首支国家卫生应急医疗队。

凭着精湛的医术和高尚的医德，张泓获得了"2020年全国先进工作者""第三届江淮名医""第七批安徽省学术和技术带头人"的荣誉称号，也获得过安徽省卫生应急技能竞赛特殊贡献奖、省级教学成果奖二等奖和省级科学技术奖二等奖等荣誉。

作为教师，张泓身体力行，率先垂范，为医学生树立起良好榜样。作为医生，张泓支援武汉的工作结束了，但她关于新冠肺炎疫情的思考并没有停止。"有累的时候，情绪低落的时候，但只要觉得被工作需要，尤其是一位位病人被救治成功后带来的喜悦，会吹散所有压力。"张泓说道，"我的心愿就是培养好苗子，不论是医生的角色，还是教师的角色，我希望再干30年。"

（本文发表于2020年9月1日，有改动）

案 例 点 评

医学教育，一校跨两业，一头连着健康中国，一头连着教育强国，医学院校要写好"教书育人"和"治病救人"两本书。张泓就是这样一名身兼"教师"和"医生"双重角色的医务工作者。当教师，她躬耕杏坛，甘育良医；当医生，她"有知识""有仁心""有情怀"。新冠肺炎疫情暴发后，她坚守党员初心，舍小家，顾大局，白衣执甲，逆行出征；她一肩担重任，领着被媒体称为"安徽最硬的鳞"的安徽省支援湖北第四批医疗队整建制接管华中科技大学同济医学院附属协和医院肿瘤中心新冠肺炎（重症）Z11病区，以高超的医术、高尚的医德、乐观的精神，克服重重困难，出色完成了医疗救治和带队任务，以实际行动生动地诠释了"敬佑生命、救死扶伤、甘于奉献、大爱无疆"的新时代医疗卫生职业精神。

思 政 元 素

2016年8月19日至20日，习近平总书记在全国卫生与健康大会上指出："长期以来，我国广大卫生与健康工作者弘扬'敬佑生命、救死扶伤、甘于奉献、大爱无疆'的精神，全心全意为人民服务，特别是在面对重大传染病威胁、抗击重大自然灾害时，广大卫生与健康工作者临危不惧、义无反顾、勇往直前、舍己救人，赢得了全社会赞誉。"2018年，在首个中国医师节来临之际，习近平总书记在重要指示中再次提到这"16字精神"，体现了党中央对卫生健康工作的高度重视，对广大医务人员优秀业绩的充分肯定。

新时代医疗卫生职业精神，语言凝练，极富时代感，精准地反映出医疗卫生行业保障人民群众健康的神圣使命、特殊价值和崇高境界，是医学院校育人的重要指导，应当将其纳入医学人才培养全过程，贯穿医学教育始终。

实 践 践 行

医学教育是卫生健康事业发展的重要基石。医学院校应当围绕立德树人根本任务，把德育作为医学人才培养的首要内容，将思想政治教育和职业素养教育贯穿教育教学全过程，进一步加强以医学职业道德、职业态度和职业价值观为基本内容的职业素质教育，着力培养学生"珍爱生命、大医精诚"的救死扶伤精神，引导学生将预防疾病、解除病痛和维护群众健康权益作为从医的神圣职责。

医学生的培养过程并不是一个由简单到复杂的线性运动，而是一个包含了一系列循环往复环节的复杂过程。新时代医疗卫生职业精神为医学生的培养提供了一个连续性的线索目标，应当将其纳入入学、理论课教学、见习实习、住院医师规范化培训、毕业的医学人才培养全过程，融入第二课堂活动、社会实践、志愿服务的全维度空间，发挥医学仪式、场馆和文化的浸润作用，强化思想政治理论课教师、专业课教师、临床课教师、管理人员的全员育人功能，健全完善职业精神培育评价机制，以新内涵强化医学生培养，加强救死扶伤的道术、心中有爱的仁术、知识扎实的学术、本领过硬的技术、方法科学的艺术的教育，培养医德高尚、医术精湛的人民健康守护者。

# 与病毒赛跑，每天只睡两三个小时
## ——记安徽省首位援鄂专家安徽医科大学第一附属医院马红秋

"秋儿，能否每天发一至两条短信或视频给我们，报个平安，再忙也要坚持，你看好不好？"晚上11:53，马红秋收到了80多岁老父亲发来的短信。大年三十，作为国家卫健委选派的专家，55岁的马红秋在家待命，年初一即踏上了前往武汉的列车，她是我省首位支援武汉的"逆行者"。

在武汉，她承担着一家收治新冠病毒肺炎患者的定点医院的感染防控工作。沉甸甸的责任让她"不敢"浪费一分钟时间，甚至没有时间给家里报平安。争分夺秒，只为与病毒赛跑。

"在武汉，我们医务人员受到了来自市民和社会各界的'最高礼遇'。"疫情之下，她被来自社会各界的爱心温暖着。

## 一个电话，她毅然奔赴武汉

春节前夕，新型冠状病毒感染的肺炎还没有引起大家的关注。作为国家医院感染管理专家，马红秋时时刻刻关注着武汉的疫情，向武汉的同行了解当地医院的情况。腊月二十九，明知疫情有扩散风险，现在也不在医院感染管理岗位，但当接到了国家卫健委打来的电话以及国家医院感染质量控制中心发出的征集医院感染专家支援武汉的信息时，马红秋没有犹豫，当即给自己的爱人和弟弟打了电话，很快就做出了决定。"家人担心肯定是有的，但我爱人和弟弟都非常支持我的决定。"

马红秋唯一没有告诉的是远在老家的父母。"说实话，我还是有顾虑的，唯一放心不下的就是80多岁的父母，他们身体不太好。"马红秋坦言，自己平时工作太忙，没有时间陪父母，这次出征武汉不能让他们为自己担惊受怕。

虽然已经55岁了，但她仍是母亲眼中的孩子。以往回家过年，因为平时工作太忙没时间睡觉，马红秋多半时间是在"补觉"。80多岁的父母从不舍得让她做一顿饭、刷一个碗。"今年春节原计划是陪年事已高的父母好好过个春节的，为他们做做饭，陪他们聊聊天。"

"什么时间能走？"在回复国家卫健委时，马红秋没有犹豫，"如果前方需要，立刻可以走。"

考虑再三，临行前她还是决定打个电话和父母道别。没想到得到了两位老人的支持："孩子，党和国家需要你，以工作为重，一定不辱使命，不辜负亲友嘱托，我们为你加油！"

## 一场战斗，她是前线的"侦察兵"

马红秋所在的这家医院并非传染病收治医院，院内感染防控难度可想而知。

"这家医院没有传染病科，传染病以及医院感染防控经验不足。"到达武汉已是深夜，马红秋没有回酒店休息，而是马不停蹄地赶往自己要对接的定点医院进行摸底。

作为医院感染防控专家，不仅要熟知国家的相关法律法规要求，有丰富的感染病防治知识储备，更要有一双敏锐的眼睛，善于发现

"感染风险"并评估"风险危害程度",更重要的是要果断采取措施规避"风险"。

分析现状、理清流程、筛查感染患者、隔离传染源、监督医务人员做好防护、指导消毒……十几天来,马红秋像"侦察兵"一样穿梭于医院的每个角落,特别是重症监护病房、收治确诊疑似病人的隔离病房和发热门诊,还有医疗废物储存地等所有"高风险"场所。从制度的建立、流程的优化到医疗废弃物的处理、转运车辆的线路规划等,马红秋争分夺秒,只为与病毒赛跑。眼下,马红秋的努力已经初见成效。"立足于医院实际,在现有条件下将医院的布局、流程进行优化,梳理出薄弱环节、防控漏洞和感染风险点,因地制宜提出改进计划和建议。"马红秋说,现在医院环境优化了,就拿医务人员办公环境来说,污染源消除了,干净整洁了;工作人员进出通道与污染的车辆分开了,整个医院的分区和工作流程都得到了改进;医务人员自我防护意识以及防护技能提高了,工作的意义及重要性得到了医院领导及所有工作人员的认可,大家都认识到"防患于未然,遏难于未发"是感染防控工作的精髓,医院感染防控是病人与医务人员安全的守护神。

"让医院环境安全,医务人员和患者都能够在安全的环境下工作和救治!通过每一个决胜的防控细节,将保护医务人员和人民群众生命安全的坚强意志和决心,化作涓涓细流和防控的力量,传递到每位医务人员和病人身上,托起他们生命的希望之光和信心,筑牢防止新型冠状病毒感染的最后一道防线。这就是我的职责所在。"马红秋说。

# 一份责任，每晚只睡两三个小时

2月4日晚8点，按照约定时间，马红秋准时接听了《新安晚报》记者的电话。和出征那天相比，她的声音听着非常疲惫。

白天在医院工作，晚上回到酒店便开始制定制度、画流程图、写工作日记、学习最新的防控知识，马红秋每天留给自己的睡眠时间只有两三个小时。

"事情太多，压力太大，工作繁重，这些都远远超出我的想象，每天两三点钟才能睡觉。"十几天的连续作战，加之因工作难度太大引发的焦虑，让她的身体有些吃不消，她开始出现心慌、失眠等症状。国家卫健委专家组组长在了解到她的身体状况后，建议让她提前回家休息。"不能影响疫情的防控，换一个人来还要重新摸底，耽误时间。"马红秋谢绝了领导的好意，坚持边治疗边工作。

马红秋工作的安徽医科大学第一附属医院的领导、同事们，也都对她充满了关心和牵挂。医院第一时间发来满含深情的慰问信；知道工作中有被感染的风险，眼科同事年三十加班为她配专用的防护眼镜；在医院防护用品极度紧缺的情况下，好几个部门的领导、同事匀出防护用品为她做准备；药房的同事们知道她是到武汉疫区支援后，将常用备用药准备齐全；同行不同省的医疗队战友给她送去食品和防护用品；好友、同事，给她寄去防护口罩；合肥南站站长亲自接送，列车长专门安排商务座让她休息；亲友同事发来叮咛、嘱咐、牵挂、加油的信息……疫情之下，她被来自社会这个大家庭的爱心温暖着。

## 一份感动，武汉市民送来一日三餐

"能解决的问题我尽量自己解决，不想给他们添麻烦。"初到武汉，马红秋吃了几天的凉饭。

到达武汉后，医院给她在酒店安排好了食宿。但是当时因为正值过年，酒店不提供中餐和晚餐，附近的餐馆和超市也没有一家开门营业的。

马红秋并没有把实情告诉医院的工作人员。"他们工作实在是太辛苦了，我是来帮忙的，不想给他们添麻烦。"马红秋每天中午把医院食堂的饭带回酒店吃，饭凉了就用热水泡一泡。到了晚上，再将中午的剩饭泡一泡。就这样，马红秋坚持了将近一个星期。

一天晚上，武汉当地一家酒店的一位经理得知她是来支援武汉的专家，在了解了马红秋的情况之后，主动提出每天给她送一日三餐。这让马红秋非常感动。

"我们让社会感动，社会也让我们感动。"马红秋说，在武汉，医务人员受到了最高的"礼遇"。

一份牵挂："每天给我们报个平安，好不好？"

这个春节，马红秋的父母最期待的是收到女儿报平安的信息。

"秋儿，能否每天发一至两条短信或视频给我们，报个平安，再忙也要坚持，你看好不好？"

"秋儿，你吃饭、睡眠以及休息都是我们最关心和牵挂之事，你一定要处理好这几项事。留得青山在，不怕没柴烧！""我们一切均好，你现在是休息还是吃饭？你忙，不要马上回复，知道了就行！""都很好，放心吧。"因为工作繁忙，马红秋两三天才能向家人报平安一次。

收到消息时，老人家高兴得像个孩子。"太好了，这个消息比吃砂糖橘和苹果还甜。"

远在美国的儿子，自从知道妈妈去支援武汉的消息后，每天都在关注疫情变化，查找相关资料，时时提醒妈妈要注意的问题。知道妈妈是个"工作狂"，一旦工作起来什么都不顾，特意将注意事项一一列出，提醒妈妈下载做成手机屏保。

"不辱使命，不辜负亲友的嘱托，勇于向前，也要保护好自己。我们都是你坚强的后盾。孩子加油！"看到父亲的留言，马红秋更加坚定了战胜疫情的信心。

（本文发表于2020年2月6日，有改动）

案 例 点 评

疫情就是命令，防控就是责任。新冠肺炎疫情暴发后，广大医务工作者响应党的号召，闻令而动，白衣执甲，同时间赛跑，与病魔较量，纷纷奔赴湖北抗疫前线，投入这场必须取胜的战斗之中，被称为"最美逆行者"。医务工作者们以崇高精神、精湛医术、出色表现，彰显了逆行者的勇气和担当。马红秋作为我省卫生系统逆行支援湖北"第一人"，第一时间响应国家卫健委和国家医院感染质量控制中心的号召，冒着巨大的风险，支援武汉50余天，以"辛苦自己一人，守护医护安危"的忘我境界，投入帮助建立医院感染防控体系，为医务人员和患者筑牢安全防护屏障的战役中，主动担当，全力拼搏，以实际行动诠释了"生命至上、举国同心、舍生忘死、尊重科学、命运与共"的伟大抗疫精神。

思 政 元 素

人无精神则不立，国无精神则不强。精神的力量是无穷尽的，引领人昂扬向上，感召人发愤图强，激励人勇毅前行。

"在这场同严重疫情的殊死较量中，中国人民和中华民族以敢于斗争、敢于胜利的大无畏气概，铸就了生命至上、举国同心、舍生忘死、尊重科学、命运与共的伟大抗疫精神。"2020年9月8日上午，全国抗击新冠肺炎疫情表彰大会在北京人民大会堂隆重举行，习近平总书记发表重要讲话，科学概括了伟大抗疫精神，深刻阐明了伟大抗疫精神的精神实质和丰富内涵，强调要在全社会大力弘扬伟大抗疫精神，使之转化为全面建设社会主义现代化国家、实现中华民族伟大复兴的强大力量。

生命至上，集中体现了中国人民深厚的仁爱传统和中国共产党人以人民为中心的价值追求。举国同心，集中体现了中国人民万众一心、同甘共苦的团结伟力。舍生忘死，集中体现了中国人民敢于压倒一切困难而不被任何困难所压倒的顽强意志。尊重科学，集中体现了中国人民求真务实、开拓创新的实践品格。命运与共，集中体现了中国人民和衷共济、爱好和平的道义担当。

实 践 践 行

2021年3月6日，习近平总书记看望参加全国政协会议的医药卫生界教育界委员时说："思政课不仅应该在课堂上讲，也应该在社会生活中来讲。这次总的背景是世界百年未有之大变局，'两个一百年'的历史交汇期，突如其来的疫情加剧了这两个方面给人们的影响。""'大思政课'我们要善用之，一定要跟现实结合起来。上思政课不能拿着文件宣读，没有生命、干巴巴的。"

伟大抗疫精神，同中华民族长期形成的特质禀赋和文化基因一脉相承，是爱国主义、集体主义、社会主义精神的传承和发展，是中国精神的生动诠释，丰富了民族精神和时代精神的内涵，要向广大青年学子讲好抗疫这堂"大思政课"，将抗疫的鲜活案例融入教材，用好医学院校自身在抗疫中涌现的先进人物、先进事迹，通过组织宣讲团、编印学习读本，融入"第二课堂"等有效载体和途径，结合中华民族伟大复兴战略全局和世界百年未有之大变局这"两个大局"，讲好抗疫这堂"大思政课"，充分彰显"中国之治"的制度优势；结合以习近平同志为核心的党中央治国理政的伟大实践，讲好抗疫这堂"大思政课"，教育引导青年深刻认识到，党和国家之所以取得历史性成就、发生历史性变革，脱贫攻坚战之所以取得全面胜利，全面建成小康社会之所以取得伟大历史性成就，"十三五"之所以圆满收官，"十四五"之所以全面擘画，最根本的是有以习近平同志为核心的党中央的坚强领导、习近平新时代中国特色社会主义思想的科学指引；结合百年来我们党不忘初心、牢记使命的历史担当讲好抗疫这堂"大思政课"，教育引导青年弄清楚中国共产党为什么"能"、马克思主义为什么"行"、中国特色社会主义为什么"好"等基本道理，坚定不移听党话、跟党走，为实现第二个百年奋斗目标不懈奋斗；结合中国人民的伟大民族精神，讲好抗疫这堂"大思政课"，教育引导青年大力弘扬伟大抗疫精神、伟大民族精神，进一步凝聚起全面建设社会主义现代化国家、实现中华民族伟大复兴的磅礴力量！

春风化雨，润物无声。"把思政小课堂同社会大课堂结合起来"，使现实生活成为思政课的丰富源泉，这样的"大思政课"才会更加鲜活，直抵人心。

# 把初心和使命书写在抗"疫"一线

## ——记坚守在抗"疫"一线的弋矶山医院感染性疾病科医生杨进孙

突如其来的疫情，让这个庚子年的春节变成一场与病毒的战争。这场战争没有硝烟，没有号角，但有一群人没有恐慌、没有退缩，毫不犹豫地冲锋在前，他们用医者仁心，传递着温暖与感动。

## 不忘初心，他把责任扛在肩上

2020年，来自皖南医学院第一附属医院弋矶山医院的感染性疾病科的医生杨进孙，40岁，是两个孩子的父亲，二宝才11个月，大宝也只有10岁，爱人是弋矶山医院心内科的一名主管护师。为有效应对新型冠状病毒肺炎疫情，作为医院感染科最年轻的副主任医师，又是中共党员，大年初四，他便主动跟院领导请缨，积极报名参加支援湖北医疗队；作为弋矶山医院内科基地教学主任，出征之前，他精心组织部署，妥善安排好基地教学工作；作为内科基地五位住培学员的责任导师，他关照每一位学员做好年度计划并督促实施；作为芜湖市新冠肺炎定点收治的弋矶山医院感染性疾病科副主任，他从一开始就坚守在一线岗位。他说："什么是初心和使命？什么是共产党人的政治本色？那就是在关键时刻挺身而出，在人民群众需要的时候义无反顾。"

春节本是一家人团聚的喜庆日子，是孝顺年迈的父母、疼爱年幼的儿女的幸福时刻。杨进孙主动放弃了春节休假，大年三十、初一仍坚持在发热门诊加班。在疫情最严重的时候，科室同事出现了身体不适，作为科室领导、共产党员，他主动替班，始终坚守在抗疫一线。投入本院抗疫一线工作后，杨进孙每天早出晚归，下班了就住在单位统一安排的宾馆内，从此和妻子儿女过起了"分居"生活。

由于弋矶山医院被设为芜湖市收治新冠肺炎定点医院，更是皖南危重患者定点收治单位，全院积极备战，感染性疾病科更是不甘人后。自接到防控命令后，杨进孙便协助科室主任杨江华，带领感染科全体医务人员进入紧急工作状态，面对疫情的挑战毫不退却。被感染的风险、患者的焦虑、身体的疲惫，这些都是感染科医务人员每天必须面对的。但面对疫情，面对困难，杨进孙表现出更多的是坚定、乐观的态度，这也是作为一名共产党员必须表现出来的品质。用医者的乐观，去点亮患者对抗病魔的信心。工作之余，他会利用晚上休息时间，不断研习有关新冠肺炎的诊疗方案和防控方案的最新内容，在自建的"感染科'80后'学习兴趣小组"群里，为年轻的同事们解疑答惑，还常常在群里鼓励大家，让大家树立战胜疾病的信心和勇气。他说："我本科毕业的次年就出现了'非典'，当时我就在防疫抗疫第一线。这次新冠疫情又是典型的突发公共卫生事件，对每一位感染科的医务工作者来说，都是一个挑战，但同时也是难得的一次经验积累。一个未知的病毒，从防到治，这也是一个难得的观察和学习的窗口。大家应该做好学习规划，积极地投入防疫抗疫的医疗实践之中。"

# 牢记使命，他用担当书写华章

2020年2月19日，安徽第六批支援湖北医疗队出发了。这支医疗队是由弋矶山医院牵头，皖南医学院第二附属医院以及芜湖市各家医院组成的医疗大军。杨进孙离开芜湖的时候，其爱人因为值班，两个人只是在医院门诊大厅短暂告别，甚至都没有一个拥抱。当天，杨进孙和其他144名医务人员乘坐飞机携带310箱物资于17时飞抵武汉。杨进孙说："走的时候还是很愧疚的，从疫情开始就没有管过孩子。妻子在医院上班也很辛苦，同时要照顾两个孩子，就更辛苦了。"

从武汉天河国际机场到驻地的路上，除了可以看到医疗队和寥寥几位当地的工作人员外，一切都太寂静了。他说："虽然之前从未到过武汉，但我知道，这个千万人口、九省通衢的武汉，平时绝不应该是这个样子。只有尽快战胜本次疫情，才能早日恢复武汉的往日繁华。"休整之后，他很快就开始了感染防控的理论和实践培训，虽是一名"老兵"，但以防万一，他仍一遍遍地熟悉着防护服的穿脱流程，让"我能行，没问题"的底气更足。

2月20日，医疗队收到作战任务——整体托管武汉中心医院后湖院区的一个病区发热六区，这里距离"华南海鲜市场"只有一站地铁之遥。得知任务后，杨进孙在医疗队领队、弋矶山医院副院长黄后宝的带领下，与来自芜湖市各家医院临床、护理、医院感染等领域的专家一起，第一时间组成管理小组，制定管理条例、医疗护理规范、医院感染防控流程以及建立医疗专家组等，尽快将来自不同医院、从事不同专业的医务人员，打造成一支有凝聚力、战斗力的医疗铁军。

# 党员先行，他用行动践行诺言

"健康所系，性命相托"，自落地武汉起，他就不断用自己的行动来践行自己的誓言。杨进孙作为弋矶山医院感染性疾病科副主任医师，本次医疗队的医疗总负责人，也是从芜湖出现第一例新冠肺炎患者开始，就一直坚守在最前线的医务工作者。从建队伊始，他就同团队中的几位专家一起讨论，结合安徽治疗的成功经验，制定符合武汉实际情况并有利于医疗队统一实行的医疗方案。杨进孙所在的安徽第六批支援湖北医疗队，成为同批进入武汉中心后湖院区的 7 支医疗队中，第一个完成对接工作、第一个进入病区熟悉流程、第一个开始诊疗工作、第一个收治新冠肺炎患者，到目前为止收治患者最多的医疗队伍。而杨进孙作为医疗组的总负责人，是第一个进入隔离病房收治病人的医生，第一时间接诊了所管病区的前十位患者。

# 无怨无悔，他用爱心护佑生命

面对家人和朋友的关心，杨进孙在家庭群里写下了这样一段话："感谢各位亲人的关心！放心吧，没有人比我们感染科的医生更懂得病毒，也没有人比我们更懂得何时何地做何种防护！"这不仅仅是对家人的安慰，更多的还是对自身专业能力的一种强大自信。杨进孙负责的病区可收治 40~45 位病患，除了日常繁重的诊疗工作外，他总是细心地协助那些隔离病房工作经验不足的同志，进行医院感染防控。他说："抗击疫情是一场持久战，拼的就是信心、耐心、细心！专业让人有信心，敬业让人更有耐心、细心，但首先要有信心！

病毒不可怕，可怕的是我们不够耐心、细心！"

除了一线临床的治疗，杨进孙还在领队黄后宝副院长的支持下，在王箴副主任医师、徐前程医师的协助下，积极组织实施远程会诊，通过互联网远程会议系统与后方弋矶山医院专家一起会诊，为患者制定最优的治疗方案。有了治疗方案，病人的配合就显得尤为重要，为了更好地走进患者的内心，稳定患者的情绪，提升患者的信心，很多时候杨进孙都在耐心地与患者沟通交流，主动加患者微信，及时解答患者疑问，给予患者心理支持，帮助患者积极配合治疗。众所周知，新冠肺炎患者在医院是没有家属陪护的，"他们身边没有亲人，怎么办？只有我们来做临时家属，发挥一些陪护、照看的作用，医务人员的压力和风险，患者看在眼里，彼此之间便多了互动和关爱"。一对潘氏夫妇是杨进孙接诊的两位患者，他们刚来的时候有些紧张和焦虑，杨进孙通过微信积极鼓励他们，最终让他们消除疑虑，战胜疾病，顺利出院。夫妇二人很是感谢，杨进孙说："不用谢！我们安徽和湖北是邻居，我是安庆人，更是邻居！鄂皖人民一家亲嘛！"

2月24日，值夜班的杨进孙接诊了3位患者，其中一位90岁的老爷爷，听力不好，好在视力还不错。平时字迹较为潦草的杨进孙一笔一画地进行了"写诊"。2月25日4时38分，他在朋友圈写下这样一段话："询问病史的过程仿佛就是在聆听一个个家庭变化的故事，有夫妻一起来住院的，有因新冠病毒失去爱人的……听后内心流泪而不能言表，且作坚强予以安慰！患者们很配合，积极面对疾病。"尽露杨医生的慈悲胸怀和医者仁心。

在隔离病房，他一边把最积极向上的一面展现给患者，一边帮助队员克服内心的紧张和恐惧，努力用爱温暖着这个"家"。杨进孙和他的队友们相处得十分融洽。一位队友的爱人是美术专业的，专门给杨进孙画了一幅肖像画，来感激这位专业又暖心的组长。在医疗队里，虽说是医疗组组长，但他一直谦虚行事。他安排了几位年龄较长的四位战友不值夜班，而他自己，不论是在弋矶山医院还是在武汉中心医院，常年轮值夜班。他常说："在这支医疗队里，我不是年龄最大的，也不是职称最高的，更不是医学水平最高的，让我做这个医疗组组长，是一份责任和义务，需要担当，更需崇敬心！"

（本文发表于 2020 年 3 月 13 日，有改动）

案 例 点 评

疫情就是命令，防控就是责任。2020 年初，新冠肺炎疫情暴发，为了能打赢这场没有硝烟的战争，无数的逆行者放弃了回家与家人团聚的时间，用行动书写人间大爱。在这场异常激烈的战斗中，一个个战斗堡垒巍然矗立，一名名共产党员冲锋在前，汇聚成人民群众的"主心骨""守护神"。他们不计报酬，不论生死，在关键时刻挺身而出，扛起责任，把初心和使命写在抗"疫"一线。杨进孙作为一名共产党员，主动请缨，不畏艰险，勇挑重任，全力参与疫情防控工作，无论是坚守疫情防控阻击岗位，还是支援武汉抗"疫"一线，他用医者仁心，践行了共产党员的初心和使命。

思 政 元 素

赤子之心，为国为民；心之所向，所向披靡。孔子说：仁者爱人。关爱他人、奉献社会的赤子精神是中华民族的优良传统，也是中华民族凝聚力的表现。越是在困难面前，越是危难时刻，越能体现出一个民族的凝聚力。雷锋说过："自己活着，就是为了使别人活得更美好。"在疫情面前，涌现了这样一群人，他们放弃春节与家人团聚的机会，"转身逆行"，为了国家的安宁，为了他人的健康，舍小家，为大家，夜以继日，争分夺秒，与时间赛跑，与病毒搏斗，顽强奋战在抗击疫情的最前线，付出了常人难以企及的辛劳与牺牲。他们就是关爱他人、奉献社会的赤子精神的最好诠释。

实 践 践 行

习近平总书记在庆祝中国共产党成立95周年大会上强调，我们要永远保持建党时中国共产党人的奋斗精神，永远保持对人民的赤子之心。一切向前走，都不能忘记走过的路；走得再远、走到再光辉的未来，也不能忘记走过的过去，不能忘记为什么出发。面向未来，面对挑战，全党同志一定要不忘初心、继续前进。共产党人的初心和使命不是抽象的概念、空洞的口号，而必须体现在实实在在的行动中。这场疫情防控阻击战，正是践行初心使命、体现责任担当的试金石和磨刀石。作为一名新时代的医学生，要弘扬习近平总书记提出的"生命至上、举国同心、舍生忘死、尊重科学、命运与共"的伟大抗疫精神，从心底认同"敬佑生命、救死扶伤、甘于奉献、大爱无疆"的职业精神，牢固树立"为人民健康而奋斗"的大志、长志，永葆家国情怀，把个人理想与国家前途和民族命运紧密联系在一起，把人生价值书写在新时代中国的宏伟画卷上。

# 披坚执锐，热血逆行

## ——记全国抗击新冠肺炎疫情先进个人和
## 全国优秀共产党员姜小敢

2020年初，来势汹汹的新冠肺炎疫情暴发，江城武汉告急。危急时刻，皖南医学院第一附属医院（弋矶山医院）重症医学科副主任姜小敢第一时间向组织递交请战书，毅然告别妻儿、背起行囊，加入安徽省首批支援湖北医疗队员，驰援武汉。抵鄂后，他受命担任安徽省第一批支援湖北医疗队临时党总支组织委员、危重救治组党支部书记、安徽省第一批支援湖北医疗队工作处医疗业务负责人、危重救治医疗组组长。在抗"疫"一线，连续60余天"超长待机""数易战场"，以"疫情不退、我们不退"的铮铮誓言，和队员们坚守在一起，和武汉坚守在一起，以医者仁心的大爱担当，书写了一名"白衣战士"勇于牺牲、甘于奉献的抗"疫"答卷。

2020年9月8日上午10时，全国抗击新冠肺炎疫情表彰大会在北京人民大会堂隆重举行。大会对全国抗击新冠肺炎疫情先进个人、先进集体、全国优秀共产党员、全国先进基层党组织进行了表彰，姜小敢荣获全国抗击新冠肺炎疫情先进个人和全国优秀共产党员两项表彰。2021年，姜小敢入选第六批全国岗位学雷锋标兵，这是安徽教育系统唯一入选个人。

## 在武汉最危难时，"没有条件，创造条件也要上！"

1月底的武汉太康医院，技术和条件非常有限。"没有条件，创造条件也要上。"在请示医疗队领队和与医院领导层沟通后，姜小敢决定借助医院现有的术后观察病房新建重症医学科，用于救治危重症新冠肺炎患者。在没有缓冲区、没有隔离带、没有插管设备，甚至连速干手消毒剂都没有的艰苦条件下，他与其他队员一道，动用医院所有可以用于抢救的医疗设备和资源，突击改造符合医院感染控制的"三区三通道"病房，并且紧急抽调安徽省支援湖北医疗队里所有从事重症医学的队员，仅用了2天的时间，新建了一个全新的重症医学科。建科初期，他克服物资短缺、人手不足等困难，带领队员全力救治危重症新冠肺炎患者。没有正压头套，他就和队员们冒着气溶胶吸入的巨大风险，用透明塑料袋套住头部为严重低氧血症患者进行有创机械通气；氧气压力不足，他和队员们老法新用"经口—鼻双通道氧疗技术"，最大限度保证患者安全；为了节省人力，提高救治效果，他将科室开发的"基于力学分布的俯卧位通气技术"应用于前线患者当中，取得了良好的诊疗效果，受到了国家卫健委危重症督导组的肯定和赞扬。

疫情一线的重症医学专业，危险无处不在，病例情况也是复杂多样。有一名65岁合并糖尿病的新冠肺炎重症患者，治疗过程中出现双下肢瘫痪，转入前初诊为急性脊髓炎。此类病例为鲜发病例，查阅文献无前期治疗经验。姜小敢在仔细检查后，结合临床经验判定该患者并非急性脊髓炎，而是新冠病毒感染后继发的吉兰巴雷综合征，后得到了相关实验室和功能学检查的证实。目前该患者经积极治疗后，已经康复出院。在太康医院工作期间，他将"重症关口前移"，每天巡视普通重症病房，评估患者病情，积极协调医疗资源，努力提高救治率，降低病死率，确保了一线人民群众的生命健康。一个多月来，他和他的团队一共收治了 299 名新冠肺炎重症患者，利用新建的 ICU 抢救了 28 名危重患者，280 名重症患者成功实现"去重症化"，最终实现了该院新冠肺炎患者清零。安徽省第一批医疗队在太康医院的"重症经验"，得到了国家、安徽省卫健委、省援助湖北医疗队总队的高度赞扬和肯定。

## 在武汉最需要时，"疫情不退，我们不退"

在圆满完成太康医院的救治任务后，姜小敢与战友们已经在一线奋战了 40 余天，疲惫辛劳充斥全身。此时，一方面，疫情形势逐步平稳好转，大量中轻症患者康复，各省支援湖北医疗队正在有序撤离；另一方面，武汉地区新冠肺炎重症患者还有一定"存量"，重症医师相对缺乏。在符合撤离条件的情况下，姜小敢和战友们毫不犹豫地选择了留下。在和不满 7 岁的孩子视频时，他说"怪兽还没有打跑，你需要爸爸，武汉的病人更需要我"。

秉持"疫情不退，我们不退"的铮铮誓言，带着前期积累的救治经验，姜小敢转战协和东西湖医院，全面接管了该院感染楼两个危重病区，解决了该院危重症患者救治经验和力量不足的问题。进入新环境后，他立即着手分析评估住院危重患者的病情，制定个性化救治方案，采用序贯性氧疗策略，严格执行急性呼吸窘迫综合征救治原则，做到"早插管、早通气、早改善"，辅以原发疾病控制。经过十几天的艰苦奋战，成功让该楼两个病区 27 名合并多脏器功能衰竭的危重患者转危为安，并最终实现该院危重新冠肺炎患者清零。

# 在武汉决战时，"最难啃的硬骨头都交给我们"

协和东西湖医院救治任务圆满完成后，姜小敢和战友们依然"不愿回家"，再次请战，进驻武汉市肺科医院重症医学科。

武汉市肺科医院，是当时武汉市危重型新冠肺炎集中救治的攻坚场所，每天不断有全市的危重病人送往这里集中救治。进驻时，这里有7台体外膜肺氧合机，6台床边血液净化机在同时运行，几乎每名患者都在进行有创机械通气。由于危重组医疗队员多来自全省地市级医院，ECMO管理经验不足，姜小敢便利用进驻前的空余时间，精心组编ECMO管理资料，带领大家集中学习，克服队员的畏惧心理，树立队员进驻后的工作信心。在进入武汉市肺科医院工作的第一天，有一名危重新冠肺炎患者出现严重呼吸循环衰竭，出现严重休克，生存概率极低，随时有死亡的可能。他和来自全国6省市的专家一起商讨救治方案，借助以往ECMO救治经验，主导并实施了目前武汉地区最高形式的VVA-ECMO技术抢救这名危重患者。经过两个多小时的艰难手术，该患者VVA-ECMO转流成功，患者呼吸、循环参数逐渐改善，抢救过程被记录并在中央电视台1套、2套、13套和安徽卫视新闻联播播出。人民日报、新华网、中国青年报、健康中国、健康安徽、长江日报、安徽日报、芜湖日报等主流媒体均做了相关报道。在武汉市肺科医院，姜小敢坚持每天和多省专家联合查房，贡献危重新冠肺炎救治的安徽力量，倡导并开展了武汉市肺科医院重症医学科第一例脉波指示剂连续心排血量监测技术，为危重新冠肺炎血流动力学精准控制提供方案。在全体队员的努力下，多名危重新冠肺炎患者病情逐渐好转并最终实现武汉肺科医院重症患者清零。

## 在武汉的日日夜夜，"他是队员们的安全员"

在抗"疫"一线，作为一名医疗负责人，姜小敢深知保护好每名队员的安全责任重大，他认真总结了自己的防护体会和救治经验，主动和队员一起，承担了陆续抵达武汉的安徽省支援湖北医疗队其他批次队员的岗前培训，进一步提高了医疗队员的临战安全意识，规范防护动作。目前，安徽医疗队医务人员"零感染"，这其中凝聚着他和安徽省支援湖北医疗队医院感染防控组的心血。作为一名党支部书记，他深知每一名党员就是一面旗帜，每个支部就是一个战斗堡垒，他既当好战斗员，又当好宣传员。抗疫期间，他充分发挥党员的先锋模范作用，冲锋在前，并努力培养、吸收优秀的入党积极分子加入党组织，保质保量地完成党委临时交给的各项任务，支援湖北期间，发展6名积极分子火线入党。

"最早出门，最晚回家"是大疫面前的一份执着与坚守。"大容量，长待机，耐久战"是一份成熟与自信。这就是姜小敢。他没有过多的豪言，更没有过多的壮语，他用自己的行动诠释了一名共产党员、一名医者的责任和担当，他拥有的是那颗牢记使命、立足当下、做好本职工作的赤诚之心，更拥有在平凡岗位上坚守初心、铸就不凡的信心。他将和广大党员和医务工作者一道，为最终平息这场疫情贡献自己的一分力量。

（本文发表于 2020 年 10 月 3 日，有改动）

案例点评

2020新年伊始，一场突如其来的新冠肺炎疫情席卷全国。新冠肺炎疫情发生以后，安徽省先后派出8批医疗队和公共卫生人员支援湖北，共计1362人，主要奋战在武汉市7家医院和4家方舱医院。以姜小敢为代表的安徽首批支援武汉医疗队队员，他们舍小家为大家，主动请缨一线，白衣执甲、逆行出征；勇挑重担、迎难而上，英勇无畏地投入防控救治工作中。作为一名共产党员，姜小敢从1月27日出征武汉，到3月31日返回安徽，在武汉奋战了64天，先后转战武汉金银潭医院、武汉太康医院、协和东西湖医院和武汉市肺科医院，同时间赛跑，与病魔较量，用自己的实际行动，诠释了共产党员的初心和使命，为疫情防控工作作出了重要贡献。

思政元素

以习近平同志为核心的党中央领导全国各族人民共同抗击新冠肺炎疫情形成的伟大抗疫精神具有丰富的科学内涵，主要体现在：守护生命、人民至上的为民精神，举国一致、众志成城的团结精神，舍生忘死、奋勇向前的牺牲精神，依靠科学、精准施策的求实精神，大爱无疆、共克时艰的互助精神，风雨同舟、命运与共的协作精神。从白衣执甲、逆行出征的医务人员到大爱无疆、无私奉献的志愿者，从临危受命、紧急攻关的科研人员到无惧寒暑、坚守岗位的社区工作者……在这没有硝烟的战场上，处处都是冲锋陷阵的身影，处处都闪耀着伟大的抗疫精神。抗疫精神彰显出中华优秀传统文化传承至今的深厚底蕴，诠释了中国精神、中国力量、中国担当。面对世界百年未有之大变局和中华民族伟大复兴的战略全局，面对"两个一百年"奋斗目标顺利交汇的历史任务，只有大力弘扬伟大抗疫精神，才能勠力同心、锐意进取，勇往直前、百折不挠，汇聚起强大的前进力量。

实 践 践 行

2020年9月8日上午，全国抗击新冠肺炎疫情表彰大会在北京人民大会堂隆重举行，习近平总书记发表重要讲话，科学概括了伟大抗疫精神，深刻阐明了伟大抗疫精神的精神实质和丰富内涵，强调要在全社会大力弘扬伟大抗疫精神，使之转化为全面建设社会主义现代化国家、实现中华民族伟大复兴的强大力量。面对突如其来的新冠肺炎疫情，在疫情防控一线，广大医务工作者冲锋在前，奋不顾身，与疫魔斗争到底，展现了医者仁心的崇高精神和白衣战士的责任与担当。作为新时代的大学生尤其是医学生，要弘扬白衣战士披荆斩棘、迎难而上、舍生忘死的精神，不断学习进步，勇于攻坚克难，牢记医者誓言，为守护人民群众生命安全和身体健康贡献自己的力量。

# 夫妻同心抗疫，书写小家大爱

## ——记安徽省"抗疫最美家庭"、皖南医学院第二附属医院吴竹斌家庭

由安徽省妇联主办的2020年安徽省"抗疫最美家庭"评选结果揭晓，皖南医学院第二附属医院吴竹斌家庭获此殊荣。

"家是最小国，国是千万家。"在抗击新冠肺炎疫情这场没有硝烟的战争中，皖南医学院第二附属医院吴竹斌与妻子两人舍小家为大家，一位支援武汉抗"疫"一线，一位坚守疫情防控阻击岗位，将7岁儿子和13个月大的女儿托付给家中老人照顾，夫妻同心共上阵。他们坚守初心、不忘使命，用实际行动抗击疫情守护生命，用无私奉献彰显新时代家庭风采，让最美家庭与爱同行。

## 不辱使命，担当作为显大爱

吴竹斌是皖南医学院第二附属医院重症医学科主治医师、ICU专科资质医师，曾荣获安徽省"急救标兵"、芜湖市"五一劳动奖章"、芜湖市"优秀青年"、芜湖市"急救状元"等多项荣誉。他熟练重症肺炎、急性呼吸窘迫综合征等常见极危重疾病的抢救，熟练操作电除颤术、呼吸机系统治疗、持续性肾脏替代等多项高级生命支持技术。在ICU急危重患者病情的瞬息万变面前，他总是迎难而上冲在最

前面，以高度的责任感与严谨的工作作风，用实际行动践行医者誓言。其妻子吴艳华在鸠江区疾病预防控制中心先后任免疫规划科、慢病管理科科长，工作十余年来一直兢兢业业、任劳任怨，曾荣获鸠江区"三八红旗手"、鸠江区疾控中心"优秀员工"等多项荣誉。

## 与爱同行，夫妻携手共抗"疫"

有一种浪漫，是与你携手并肩作战。吴竹斌夫妇二人作为与病毒面对面较量的医生和疾病防控专家，他们比谁都更清楚新冠病毒的传染性和致病力。但他们更清楚，身为医者肩上所背负的责任，是国家的期许，更是人民的期盼。在此次抗击新冠肺炎疫情中，夫妇二人携手并肩作战，吴竹斌作为科室负责人，在疫情初起时就积极响应号召，提前在科室内动员并提交科室请战书。2020年2月19日，他随安徽省第六批援鄂医疗队，在武汉市中心医院后湖院区发热六病区参与新冠肺炎患者救治工作。吴竹斌发挥重症专业优势，根据患者的不同病情，给予不同的氧疗措施以及维持水、电解质及酸碱平衡和胃肠道菌群调整等治疗策略。面对一家多人感染新冠肺炎而焦虑不安的患者，吴竹斌用细心、耐心与他们面对面沟通交流，同时利用值夜班时间将患者病情电话告知患者家属，以缓解患者家属的焦急之情。在"希望的天空"医患沟通群中，有家属对他们真诚言谢并给予至高礼赞："我们所有武汉人都会一生记得你们曾经给予的救治、安慰和帮助！待到春暖花开时，武汉人带你们去东湖赏樱花！"他所在的支援医疗队的"治愈率"走在全国各支援医疗队方阵前列，取得了患者"零死亡"、医务人员"零感染"的优异成绩。

妻子吴艳华身为芜湖市鸠江区疾病预防控制中心疾控二科主治医师，疫情期间担任信息监测流调组组长。她秉持不能让任何一个报告审核延迟、不能让任何一个数字出错的原则，圆满完成了所属区的疫情审核监测、数据核实报送等各项任务。同时作为二孩妈妈，虽然年幼的二宝还在哺乳期中，但她没有对单位提出任何要求，始终把工作放在第一位，甚至在爱人支援武汉出发前，她也只是在微信上叮嘱与告别，吴艳华始终坚信："纵有千辛但无悔，能为生命站岗而荣光。"她用实际行动践行着新时代疾控人的担当与风采。

## 抗疫家书，父子情深暖人心

在孩子面前，他们是父母；在患者面前，他们是白衣战士。他们用实际行动贡献自己的点滴力量，用坚定的目光表达着担当与承诺。在一线抗疫时，他们最放心不下的就是年幼的孩子。抗疫期间，吴竹斌在给孩子的信中写道："武汉很大、很美、很干净，还是一座英雄的城市，和芜湖一样，都在长江边，还都叫江城，爸爸在住的地方就能看见长江……等疫情结束，春暖花开时，我再带你们来武汉看看樱花灿烂盛开的样子……"

大儿子小梓墨工工整整地给亲爱的爸爸回信道："我为爸爸感到无比自豪，我一定会以爸爸为榜样，努力学习，长大做一名对社会有用的人！"为了表达自己的决心，向爸爸看齐，小家伙在家上网课更加认真了，并画了一幅武汉区域抗疫图送给爸爸。小女儿在爸爸离开时才13个月，刚刚会喊爸爸，还不会走路，等吴竹斌平安返家时，她都已经学会自己走路了。虽然错过了孩子成长的这个重要阶段，但为了守护人民群众的生命安全，吴竹斌无怨亦无悔。

"家国情怀"是中华文化的核心基因，是中华民族自强不息、延绵不绝的精神动力，是"舍己为家"与"保家卫国"的"家国同构"。疫情面前，吴竹斌家庭紧急奔赴救援前沿，虽然与温馨的小家逆行，但却用实际行动诠释着白衣天使的仁心与担当。医生夫妻同心共抗"疫"，无私大爱演绎了医者的家国情怀。

（本文发表于2020年8月8日，有改动）

案 例 点 评

自新冠肺炎防控工作开展以来，有这样一群共赴抗"疫"一线的"夫妻档"，他们没有豪言壮语，默默奉献，相互鼓励，相互支持，携手逆行，共同抗疫。面对突如其来的新冠肺炎疫情，吴竹斌夫妇主动请战，在各自的工作岗位上，演绎着舍小家为大家、夫妻同心抗"疫"的故事。他们把两个孩子交给家中老人，一位支援武汉抗"疫"一线，一位坚守疫情防控阻击岗位。2020年，安徽省"抗疫最美家庭"评选结果揭晓，吴竹斌家庭荣膺"抗疫最美家庭"。家是最小国，国是千万家。吴竹斌家庭把小家的前途命运同国家和民族的前途命运紧密相连，书写了新时代爱国爱家的家国情怀。

思 政 元 素

家国精神的内涵就是把个人的命运、家庭的幸福和国家的前途融为一体，同频共振、相偎相依。家国同构是中国古代社会的重要特征，家是最小国，国是千万家，天下之本在国，国之本在家。家国情怀就如同一条柔韧的纽带，将每个人的成长与家国紧密相连。抗"疫"期间，无论是舍小为大、舍家为国的"最美逆行人"，还是"宅在家里的平凡贡献者"；无论是紧急驰援、共克时艰的感人场景，还是志愿服务、捐钱相助的温暖善举，无不诠释了中国人的家国情怀。只有把小我融入大我，将个人命运同国家命运相连，人生的价值才能得到普遍确证和最大彰显。

实 践 践 行

《习近平关于注重家庭家教家风建设论述摘编》中指出，在家尽孝、为国尽忠是中华民族的优良传统。我们要在全社会大力弘扬家国情怀，培育和践行社会主义核心价值观，弘扬爱国主义、集体主义、社会主义精神，提倡爱家爱国相统一，让每个人、每个家庭都为中华民族大家庭作出贡献。在抗"疫"期间涌现出的一个个抗疫最美家庭，彰显了中华民族相亲相爱、守望相助的传统美德，体现了新时代爱国爱家的家国情怀。一代人有一代人的奋斗，一个时代有一个时代的担当，作为新时代青年，要赓续涵养家国情怀，与国家同呼吸共命运，发扬艰苦奋斗和爱国主义精神，努力学习，勇于担当，敢于实践，用干劲、闯劲、韧劲书写时代新篇章。

# 抗"疫"中谱写最美青春

## ——记皖南医学院弋矶山医院重症医学科护师颜浩

　　颜浩，中共党员，皖南医学院弋矶山医院重症医学科护师。他是一个热情奔放、阳光帅气的"90后"男孩，在医院护理团队的万"花"丛中，因为物以稀为贵，他常被女同事们戏称为"万花丛中一点绿"。正是这"一点绿"，以他男性宽广的臂膀，有力的双手，精心呵护着每一个需要他的生命。

　　大学毕业后，颜浩来到皖南医学院弋矶山医院重症医学科工作。皖南地区危重症救治中心，这是一个拥有优良传统、团结奋进的先进集体，同时也是全院公认最苦最累的护理岗位，收治的都是急性、危重性患者。走上岗位，颜浩所做的第一件事就是勤学习，在常规开展各类呼吸、循环支持治疗的同时，积极学习国内外先进护理技术，在护士长的指导下学习危重患者营养支持、护理监测和控制等新技术。在工作中，他始终保持着良好的心理素质和爱岗敬业、任劳任怨的专业精神，从不计较个人得失，常常超时工作。其所在的外科第九党支部成立亚专科党员示范岗、体外膜肺氧合党员突击队后，他积极参与，在护理岗位中践行党员价值。近年来，科室先后运用体外膜肺氧合技术救治H7N9禽流感患者，完成皖南地区首例体外膜肺氧合跨区域一级转运，其中都有他在背后的默默付出。面对心肺功能衰竭的患者，他常常彻夜不眠、守护床边，监测生命体征，及时给予护理治疗。那段时间，他8小时上班，24小时在岗，被同事们笑称为不知疲倦的"铁人"。

2020年1月，面对来势汹汹的新型冠状病毒感染的肺炎疫情，他主动请缨，第一时间向党组织递交请战书，申请赴一线抗"疫"。2月4日，他作为安徽省第二批援鄂医疗队队员，抵达武汉加入方舱医院治疗团队。在一线，他迅速投入紧张忙碌的抗击疫情的战斗中，结合自身专业，为患者提供优质的临床护理、心理慰藉服务。方舱医院主要接收治疗新冠肺炎轻症患者，治疗群体生命体征较为稳定，同时也普遍存在一定的紧张和焦虑情绪。为此，颜浩积极开动脑筋，在每日紧张的治疗工作结束后，鼓励和发动患者在方舱病房里跳一跳广场舞。一方面，让患者适度运动，增强机体免疫力，另一方面使他们克服焦虑，保持良好心态，加速身体康复。一开始只是一两位患者跳，后来随着音乐声和节奏声，越来越多的患者起身，加入跳舞的队伍。"一二三四五六七八，二二三四五六七八！"伴随着一阵阵清脆的节拍，患者们挥动着多日未曾舒展的肢体，一起驱散着心中的阴霾，久日不见的欢乐喜悦、和谐互信的医患氛围洋溢在病房处处。

没多久，一群身处病房、戴着口罩的"特殊人群"，在音乐节奏声中跳起广场舞的视频，迅速火爆网络，被新浪网、腾讯网、光明网、澎湃网、凤凰网等国内各大主流媒体刊载，网络点击量突破千万。"舞动的是希望，传递的是信心，展示的是力量。""这些天错过的广场舞，终于在方舱再次相遇。""开始怀念广场舞了。""希望跳着跳着，就开心出院了，咱们广场见。"……网友们纷纷留言。伴随着网络升温，颜浩迅速成为网红。

"方舱舞""超治愈"引起了央视媒体关注。2020年2月10日，央视新闻《特别战"疫"》栏目记者对颜浩进行了长达15分钟的专访。采访中，颜浩说，"信心就像阳光一样重要。通过有效地心理护理，帮助他们树立战胜病魔的信心，我们期待早日共同战胜这场没有硝烟的战争。"一句句朴实真挚的话语，道出的是白衣天使的责任和使命，播撒的是生命的阳光。

这就是颜浩——一名沉稳冷静、拥有大爱情怀的"90后"小哥。2020年9月17日，中央文明办发布2020年2月至7月"中国好人榜"，颜浩光荣上榜。

（本文发表于2020年9月21日，有改动）

案 例 点 评

在这次抗击新冠肺炎疫情的战斗中，有这样一群人的身影显得格外亮眼。他们是"80后""90后"的青年一代，父母眼中的孩子，换上战衣，成为医务人员队伍和志愿者队伍的主力军。他们在世所罕见的考验面前，挺身而出，与祖国同行，为人民奉献，在没有硝烟的战场上，用实际行动践行抗"疫"一线的"青春"与"担当"，充分展现了新时代中国青年的精神风貌。来自皖南医学院弋矶山医院重症医学科的"90后"小伙颜浩就是其中的一员，他结合自身专业，在疫情期间将广场舞、信心树、千纸鹤等"心理疗法"带进武汉方舱医院，通过有效的心理护理，帮助患者树立起了战胜病魔的信心。

思 政 元 素

五四精神的内涵，就是忧国忧民、热爱祖国、积极创新、探索科学的爱国主义精神。五四精神的实质，就是为实现中华民族伟大复兴的中国梦而奋斗。青年是祖国的未来、民族的希望，是整个社会中最积极、最有朝气、最富有创造性的力量。青年兴则国家兴，青年强则国家强。在五四精神的激励下，广大青年始终坚持中国共产党的领导，坚定理想信念，站稳人民立场，练就过硬本领，投身强国伟业，始终保持艰苦奋斗的前进姿态，在党和人民最需要的地方绽放青春绚丽之花，在坚决打赢疫情防控和脱贫攻坚两场硬仗中彰显青春担当。新时代青年一定要按照习近平总书记"树立远大理想、热爱伟大祖国、担当时代责任、勇于砥砺奋斗、练就过硬本领、锤炼品德修为"的要求，继续发扬五四精神，肩负起时代使命，用奋斗谱写实现中华民族伟大复兴中国梦的青春华章。

## 实 践 践 行

青年一代有理想、有本领、有担当，国家就有前途，民族就有希望。2020 年 3 月 15 日，习近平总书记给北京大学援鄂医疗队全体"90 后"党员回信，称赞新时代的中国青年是好样的，是堪当大任的，希望他们在为人民服务中茁壮成长、在艰苦奋斗中砥砺意志品质、在实践中增长工作本领，继续在救死扶伤的岗位上拼搏奋战，带动广大青年不惧风雨、勇挑重担，让青春在党和人民最需要的地方绽放绚丽之花。作为新时代的医学生，要牢记习近平总书记的嘱托，向在国家危难之际挺身而出的青年医务工作者学习，在临床实践中增长本领，在艰苦奋斗中锤炼意志品质，努力担当更大责任，作出更大贡献。

校友篇

# 从皖医到协和的麻醉达人

## ——记皖南医学院1983届校友、北京协和医院麻醉科主任黄宇光

2013年10月11日，在美国旧金山召开的第22届国际麻醉药理学会（ISAP）年会上，来自世界各地的麻醉界精英齐聚一堂，作为上一届学会的候任主席，北京协和医院麻醉科主任黄宇光教授正式就任ISAP主席，这是由西方主导的学会里第一次由中国学者担任这一要职，标志着中国麻醉界的学术地位已跃升至世界麻醉领域的前沿。

黄宇光，1983年本科毕业于皖南医学院，1988年硕士研究生毕业于中国协和医科大学，1991—1993年去美国犹他大学进修。现任北京协和医院麻醉科主任，北京协和医学院麻醉学系主任，中华医学会麻醉学分会主任委员，国家卫健委麻醉专业质控中心主任，世界麻醉学会联盟（WFSA）常务理事，WFSA亚澳区执行委员会常务理事兼副秘书长，中国医师协会麻醉学医师分会会长（2008—2011）。十三届全国政协委员、教科卫体委员会委员、十二届北京市政协委员。

## 真知出自刻苦，专业源自执着

1976年，高中毕业的黄宇光赶上"上山下乡"的尾声，插队在

安徽省当涂县乌溪公社金庄大队后汤生产队，体验务农的点点滴滴，丰富人生的阅历，同时锻炼了自己的坚忍性格。1977年恢复高考，当时的大学录取率只有4%～5%，可谓"千军万马过独木桥"，作为下乡知青的黄宇光凭借自己的努力于1978年考入皖南医学院，1983年大学毕业后留在本校附属医院。两年后考入北京协和医学院攻读硕士学位。1991—1993年到美国犹他大学进修学习，开阔了专业视野。回国后黄宇光于1994年破格晋升为副教授，1998年破格晋升为教授，2002年成为博士研究生导师。

对于这一切，黄宇光称自己很幸运，赶上了好时代。而这一切何尝不是挑灯夜读、潜心钻研，用勤劳和汗水换来的呢？"上山下乡"的年代，黄宇光没有机会学习英文。1978年上大学后，黄宇光才开始学习英文26个字母，学习英文晚，能考上硕士研究生已实属不易。研究生毕业时，北京协和医院罗爱伦教授提醒他：你的方方面面都不错，就是英文差了一点。受到罗老师的鞭策，黄宇光远赴美国进修期间在英文上下足了工夫。看《盐湖城论坛报》、看当地一块钱的电影、到犹他大学图书馆看书以及与犹他大学麻醉实验室的技术员——美国的詹姆斯·斯考特交谈，都成为他学习英语的途径，甚至连传教士上门进行宣传的机会都不放过，与他们聊天学英文。正是这种细致入微的学习方式，才得以厚积薄发。"今天我的命运在你们手里，我们学会的命运也在你们手里。我想你们今天的选择是历史性的，时间会告诉你们，你们不会失望的。今天我就属于你们了……"2014年2月23日，在新西兰召开的世界麻醉医师协会联合亚澳区分部（AARS）执行委员会进行的换届竞选演讲中，黄宇光以70秒流利的英文演讲征服了现场的评委，成功当选，当"Dr.Huang from China"在偌大的会场回荡时，一排参会的中国人站起来欢呼。回忆起当时竞选的场景，黄宇光至今仍然很激动，"在国际上发出中国麻醉的最强音，如今我们有了这个底气"。

黄宇光教授在临床麻醉一线耕耘35年，注重知识与临床的灵活结合与突破创新。先后因病人自控镇痛研究获教育部科技进步二等奖，因重症肌无力患者研究获得卫生部科技进步二等奖，1999年率先在国内开展神经刺激器定位外周神经阻滞技术研究，2008年率先在国内倡导实施世界卫生组织"手术三方核查"制度。主持国家自然科学基金项目、卫生部专项科研项目10余项，代表著作有《神经病理性疼痛》《高级医师案头丛书——麻醉学》；发表SCI论文50余篇、核心期刊论文300余篇。当选第六届"全国优秀科技工作者"和第七届国家卫生计生突出贡献中青年专家，2018年5月被爱尔兰国立麻醉医师学院授予荣誉院士。

## 创新立足临床，麻醉造福患者

大学毕业的黄宇光留在皖南医学院附属医院，"那时不像现在可以挑专业，医院给了我两个专业选择，一个是妇产科，一个是麻醉科，"黄宇光回忆道，"考虑到男生当妇产科医生有点尴尬，加之我从事麻醉的姑妈黄明扬推荐，我就毫不犹豫地选择了麻醉科。"

黄宇光任职的北京协和医院麻醉科是中国现代麻醉学的发源地之一，也是中国最好的综合性医院之一。1986年，黄宇光率先在国内探讨摸索出肌松药用于重症肌无力患者的安全有效剂量，打破了既往教科书上唯恐术后呼吸抑制而禁忌使用非去极化肌松药的传统观念，从而提高了此类患者的麻醉质量和安全性，并总结出重症肌无力患者术后发生呼吸衰竭危险性的评判方法。1992年，该研究获得了卫生部科技进步二等奖。

1993年，黄宇光从美国留学归来。他观察到，疼痛是术后最常见也是患者最为恐惧的，然而临床上对此习以为常，亟待加以关注和改进。他意识到，严重的疼痛可能造成患者情绪不稳，影响临床术后康复的进程，甚至影响愈后。黄宇光将自己在美国学习到的病人自控镇痛技术在国内推广，改变了临床术后镇痛的模式和格局。

1999年，黄宇光率先在国内将神经刺激器定位技术用于外周神经阻滞和术后镇痛。此外，黄宇光团队还致力于神经病理性疼痛研究，截至2018年，在该研究领域先后获得5项国家自然基金、2项北京市自然基金和1项中央保健专项基金，发表多篇高水平学术论文，并在国际学术会议上获得最佳论文奖。2014年，黄宇光获得第六届"全国优秀科技工作者"称号。他认为："根据临床问题去做创新性的基础研究，用研究结果服务临床，真正提高临床治疗水平和服务水平，才是临床科研创新的主旋律。"

医学界常说："外科医师救命，麻醉医师保命。"麻醉学科曾经只是用于解决患者的手术痛苦，如今，麻醉医师为患者保驾护航，使外科医生能在宽松的氛围中踏实地做好手术，保证病人手术麻醉安全、治疗干预有效并相对舒适地渡过手术难关。这样的进步正源于麻醉学科的不断创新，而麻醉学科的自身进步使得患者受益的同时，学科的社会认知度也不断提高。

"现代麻醉学是一门高深的学问，'控制'两字可概括麻醉学科的进步。麻醉医师不仅把患者的生命控制在手里，而且还能很好地调控患者的意识、血压、脉搏、呼吸、疼痛，以及整个机体的生理变化，包括血糖、体温、电解质、酸碱平衡等内环境。临床麻醉"要保证患者麻得过去，更要保证患者醒得过来"。黄宇光认为，如果将医院众多的手术科室视为一艘航空母舰，那么麻醉科手术室就是这艘航母的平台和甲板。"一个医院麻醉科发展得好，可以支撑其他很多学科的发展。"麻醉科已从"幕后英雄""瓶颈科室"演变成为医院重要的"枢纽科室"。

## 常常换位思考，用心呵护患者

"医学中不管是哪一个专科，都有一个永恒的主题，那就是保证患者安全，避免伤害，这是最基本的。临床诊断治疗等各种干预要在尽可能有效的同时，必须关注和呵护患者的舒适与否。"作为中国生命关怀协会常务理事，黄宇光对于人文关怀有着特殊的理解。

中国生命关怀协会的成立与黄宇光有着不可分割的联系。2008年的春节，著名消化内镜专家、卫生部部长陈敏章教授患病，在协和医院住院治疗，黄宇光参与了陈老的疼痛治疗工作。陈敏章教授的妻子李家熙却对镇痛治疗充满顾虑："怎么能给他吗啡呢？怎么能给他芬太尼呢？这不要成瘾吗？"黄宇光对其解释道："强效镇痛药物是把"双刃剑"，科学合理地使用既能解除病人痛苦，也能最大限度地避免成瘾。"目睹了患者深受疼痛折磨和疼痛治疗好处的李家熙意识到疼痛治疗的重要性，出于对患者生命的尊重与呵护，李家熙牵头创立了中国生命关怀协会。

全国政协十三届会议期间，黄宇光作为全国政协委员接受央视和《中国日报》等媒体采访，就分娩镇痛和麻醉人才培养提出了自己的提案。采访中，黄宇光谈道：全面放开二孩政策后，社会对于分娩镇痛的需求明显增多，但目前全国分娩镇痛比例仍不足10%，建议尊重产妇的意愿，提供必要的分娩镇痛。分娩镇痛多数采用硬膜外给药镇痛，主要是由麻醉医生完成，而麻醉人才紧缺成为分娩镇痛的"瓶颈"和难点。目前，发达国家每3个手术医师中就有1个麻醉医师，而我国是每7个手术医师中才有1个麻醉医师。因此，应加强麻醉专业人才培养的力度。尽快补齐麻醉人力资源的短板，才能有效消除产妇对分娩疼痛的担忧。他的建议说出了广大人民群众尤其是产妇的心声，体现了一名医务工作者的责任感和使命感。

## 关注麻醉现状，引领学科前沿

现代麻醉学科正在努力走出手术室，融入围手术期医学。在保证患者安全的前提下，麻醉专业和多学科一起聚焦患者生存质量。麻醉医师不仅要关注麻醉安全，也要关注患者手术后的功能康复和转归。

善于思考的黄宇光从未停止自己前行的步伐，为提升我国临床麻醉品质，作为中华医学会麻醉学分会主任委员，他提出对内和对外两大策略。

第一是对内。我国麻醉医学发展不均衡，不同地区、不同级别的医院之间存在着较大差异。中华医学会麻醉学分会需要通过大力推进人才规范化培养，资源分享，关注基层共同发展，缩小地区间差距，提高全国麻醉的整体水平。2012年至2015年，在担任北京医学会麻醉学分会主任委员期间，黄宇光就提出过"两个行动"，一个是纵向的"传承行动"，强化知名老专家与中青年人才的相互交流；另一个是横向的"牵手行动"，借助北京医学会的平台和资源涵盖了北京地区近200家医院的麻醉科，让三甲医院麻醉科与二级医院、郊区县医院麻醉科牵手帮扶，利用大医院麻醉科的资源和人才优势，实现麻醉整体水平的提升。

第二是对外。近年来，我国麻醉学科在国际上的影响力不断提高。"我国是世界上第二大经济体，麻醉学随之得以快速发展，我国麻醉学科有这么大的体量，不能满足于国内，理应延伸到国际舞台。"黄宇光如是说，同时也朝着这个目标努力。2013年10月，黄宇光当选为国际麻醉药理学会主席。2014年2月，黄宇光当选为世界麻醉医师协会联盟亚澳区执行委员会常务理事兼副秘书长。2018年5月23日，黄宇光在都柏林举行的爱尔兰国立麻醉医师学院科学年会上被授予"爱尔兰国立麻醉医师学院荣誉院士"称号。

在国际交流过程中，黄宇光体会到，中国麻醉这些年的进步来之不易，让世界同行惊讶于中国麻醉发展的同时，在国际学术组织中，中国麻醉人也有了自己的话语权，中国麻醉学科受到了国际同行应有的尊重。他感悟道，所有这些都源自国家的强大和几代中国麻醉人持之以恒的不懈努力。

在旁人眼中他是麻醉界的权威人士，但他始终认为自己只是一名专业的麻醉医师，所做的一切都是自己喜爱的一份事业。

（本文发表于2018年10月16日，有改动）

案 例 点 评

医生，一个神圣而伟大的职业，一个令人敬重的职业。一袭白衣的背后，是守护生命健康的责任与担当，他们不是神灵，却从病魔手中夺回生机；他们不是太阳，却让人感受到人间的温暖。悬壶济世、救死扶伤、妙手回春、白衣天使……都是对他们的无限赞誉。但作为一个好医生，除了要有精湛的医术，还更应具有医者的大爱。正如著名医学家、现代外科之父裘法祖所言："德不近佛者不可为医，才不近仙者不可为医。"医学技术与医德医风如鸟之两翼，车之两轮，不可偏废。只有坚持以人为本，处处为病人着想，常常站在患者的角度进行思考，以仁心施仁术，才能真正实现作为医者的职业理想与个人价值。

思 政 元 素

医者贵有仁术，更贵有仁心，翻开中华民族的医学史，"医者仁心""医道无私"的理念更是世代相传。医者仁心是一种精益求精、孜孜不倦的精神，是一种脚踏实地、探索创新的精神，更是一种心系患者、不忘初心的精神。一袭白衣穿在身上，不仅仅是人们口中所说的救死扶伤、悬壶济世，更多的是一种责任、一种担当、一种精神。健康是人民群众最关心、最直接、最现实的利益，关系到每一个人，牵动着千家万户。自古以来，医生代表着病人的希望，从古代济世救人的扁鹊、华佗、张仲景，到现代抗击疫情的勇敢战士钟南山、张伯礼等，一代代良医都秉持着对生命的尊重和敬畏，用实际行动诠释了医者的职责和使命。

实 践 践 行

医卫事业，向来是造福人类的崇高事业、充满爱心的光荣事业，自古就有"不为良相，愿为良医"一说，把"医"与"相"相并提，足见医学的重要性。药王孙思邈曾在《大医精诚篇》中指出，医术精湛、医德高尚者方能称为"大医"。医学是一门呵护生命的科学，因此，作为一名新时代的医学生，首先要努力加强对专业知识的学习，努力练就过硬的专业本领，掌握精湛的医术为患者服务；同时更要树立关爱生命、敬佑生命的职业精神，塑造"医乃仁术"的价值观，积极培育高尚的医德医风，把救治人的生命看作最崇高的职业责任、最神圣的职业使命，以一颗仁心、爱心来换得患者的安心、放心。

# 情系高原，大爱无疆
## ——记皖南医学院1993届校友、安徽医疗人才"组团式"援藏医疗队队长虞德才

2018年5月28日，安徽省卫生计生委党组书记、主任于德志的案头收到一封特殊的来信，这是由西藏自治区山南市人民医院全体医务人员寄来的自发签名信。不足千字的短信，深情讲述了安徽医疗人才"组团式"援藏医疗队队长、山南市人民医院院长虞德才带领全院干部职工创建"三甲"医院的故事，信中再三恳求挽留院长虞德才。当年凤阳县小岗村村民挽留他们爱戴的沈浩书记的一幕，在对口援建的雪域高原再现……

虞德才，中共党员，1993年毕业于皖南医学院临床医学专业，现任中国科学技术大学附属第一医院（安徽省立医院）副院长，曾先后获得"中国十大杰出青年志愿者""中国志愿者服务金奖""安徽省优秀青年""2008安徽省抗雪救灾先进个人""2008北京奥运会火炬手""西藏自治区第九届党代会党代表""西藏自治区第七批优秀援藏干部"等荣誉。

## 主动请缨，扎根边疆

巍巍群山环绕，朵朵云彩洁白，天空透彻湛蓝，牛羊成群结队。

西藏，成为无数人心向往之的圣洁之地。然而，真正走进西藏去生活，却是有一番别样体会：高寒、缺氧、阳光强烈等，给身体带来极大考验；孤独、思念家人更不时涌上心头。但即使如此，仍有一群人，他们舍小家、为大家，主动选择放弃城市舒适的工作和生活条件，离别关爱自己的亲人和朋友，前赴后继奔赴援藏最前线，扎根雪域高原。虞德才便是这群人中的一员。

医疗人才"组团式"援藏是中央第六次西藏工作座谈会后，由中共中央组织部主抓的一项工作。安徽省作为落实中共中央组织部、国家卫计委"1+7"医疗人才组团式援藏工作中最早开展"以院包科"的省份，通过实行结对共建和成批次"组团式"选派医疗骨干的形式，支持受援单位——西藏山南市人民医院。

山南市位于西藏南部、雅鲁藏布江中游，距离拉萨100余公里，南与印度、不丹两国接壤，是中国的西南边陲，境内雪山冰川众多，平均海拔3600米，海拔6000米以上的雪山就有10多座，自然条件较为恶劣。面对严峻的挑战，作为安徽省立医院副院长的虞德才丝毫没有犹豫，第一时间响应党的号召，主动请缨参加援藏工作。经过组织严格考核，2015年8月21日，虞德才作为安徽省首批20名"组团式"医疗援藏专家之一，远赴祖国边陲西藏山南市开展医疗人才"组团式"援藏工作，并担任安徽省医疗援藏工作队队长，毅然踏上了自己的援藏之路。

"选择援藏就是选择了吃苦和坚忍，高原反应和种种不适困扰着每个援藏队员。但是，总有一些更重要的东西赋予我们勇气和力量去克服这些反应和不适，那就是责任和使命，是党的事业和国家利益。"进藏以来，虞德才把南山视为自己的第二故乡，以顽强的意志和惊人的毅力战胜了高原反应，克服了交通不便、语言不通、习惯不同等诸多困难，迅速进入角色，投入紧张的对口援藏工作中。作为援藏工作队队长，虞德才带领团队成员大力弘扬"团结奋进讲奉献，勤政为民谋发展"的工作作风，继承发扬"缺氧不缺精神，吃苦不讲标准"的实干精神，积极践行救死扶伤和社会主义的人道主义精神，以高度的政治责任感和强烈的使命担当，谱写出一篇皖藏情深、携手共建的民族团结华章。

安徽"组团式"援藏团队得到了上级主管部门的充分肯定，同时又接到一项新的任务——帮助医院创建"三甲"。为实现当地居民"大病不出藏、中病不出市、小病不出县"的医疗援藏的目标，虞德才再次担负重任，援藏时间也从原本的1年变为3年。2017年虞德才又被组织任命为山南市人民医院院长，一线指挥医疗人才"组团式"援藏的各项工作，助推医院全面发展。

## 勇于创新，圆梦三甲

作为领队和医院领导，虞德才不仅要协调管理来自安徽各地医疗专家的工作和生活，带领专家们在医疗知识和技术上支持山南，更重要的是建章立制，在医院管理、学科建设、人才培养上下工夫。"我们的目的是留下一支带不走的队伍，不仅要在医疗知识和技术上给予支持，更重要的是要加强西藏各级医院的内涵建设，包括医院管理、学科建设、人才培养，始终是我们援藏的三项基本任务。"虞德才说到也做到，在对口援建山南市人民医院期间大胆创新，取得多项突破。

为深入推进山南市人民医院内涵建设，在虞德才的带领下，山南市人民医院紧紧围绕医疗质量、行政管理两大体系建设，全面提升医院管理水平：健全医疗质量与安全管理制度，构建质量制度管理体系、质量管理组织体系、质量教育培训体系和质量监督考核体系四大评价体系，确保医疗质量呈现持续改进的良性态势；创新行政管理制度，结合医院实际，制定《山南市人民医院章程》，实行医院党委会、院长办公会制度；成立职代会，推行民主管理；创新推出"4+1"工作例会制度；首次提出院周会工作模式、院领导带班行政查房制度；探索绩效改革，大大提升了干部职工的主动性和积极性。

面对西藏特殊的环境，以及医院学科建设严重滞后的现状，虞德才因地制宜，提出在医院一级学科下设立专科治疗组，并设置相对应的专科团队学科建设方法，按照"共护理（单元）、同值班、独学科"的思路，相继为山南市人民医院成立了心血管、肾内、消化、骨科、呼吸、神外、口腔、五官等专科治疗组，再逐步支持治疗组发展至独立的学科。同时，虞德才大力推行院内首席专家制度，全面负责学科发展指导、疾病诊治方案制定和医疗效果评价，同时搭建远程会诊平台，尽可能地留住疑难复杂、大病种病人，减少外转病人，加大山南市急危重患者的救治力度和及时性。

从"输血"到"造血"，"组团式"援藏与过去援藏方式最大的区别就是要为当地医院留下先进的医疗技术，培养出专业的医疗人才。在虞德才的带领下，安徽省"组团式"援藏医疗队坚持"援助一批人才，带出一批人才"的理念，用好用活援藏医疗人才"传帮带"机制，采取"团队带团队、专家带骨干、师傅带徒弟""一周一大课、每日一小课"等方式，按照"四个指定"带教方法，通过业务指导、专家讲座、病例讨论等形式，手把手操作、带教、演示，让对口科室学员们进一步熟悉学科相关技术，提高他们对部分疑难重症疾病的鉴别诊断及治疗能力，全面提升医务人员及医院管理的服务水平。

3年来，虞德才与三批87人次的组团式医疗人才持续接力，助推山南市人民医院发生了脱胎换骨的变化，医院综合医疗服务能力不断增强，惠及山南36万多藏汉干部群众，有462种中病可以不出山南就能得到有效救治，很多大病也可以兜底解决，绝大部分患者无需转诊到拉萨或者其他城市。在山南，安徽医疗人才"组团式"援藏是安徽援藏的一张名片，在当地各族群众看来，安徽医生是他们心中的"好门巴（藏语"医生"之意），活菩萨"。2018年4月，山南市人民医院顺利通过三级甲等综合医院的现场评审，并已授牌"三级甲等综合医院"。

## 身先士卒，爱洒高原

"援藏是一种经历，更是一种财富，扎根雪域高原，缺氧不缺精神，艰苦不怕吃苦，在学习中寻找到奉献高原的快乐，在孤独中寻找高原工作的幸福。"虞德才曾用一首诗表达自己的援藏心路历程。

由于西藏山南地区地广人稀，很多住在偏远地区的藏族老百姓在发病时无法及时享受到优质的医疗资源。为了解决医疗资源分配不均的供求矛盾，虞德才带领山南市人民医院全体医务人员积极响应国家号召，努力打造山南市域医联体。利用周末休息的时间，虞德才身先士卒，带领相关部门人员走遍了海拔高达5000米的琼结县、加查县、扎朗县、洛扎县及隆子县各个角落，驱车行程共计1500公里，帮助6家县级医院提高管理能力和诊疗水平，使得县域范围内的患者可以享受双向转诊、专家社区坐诊等优质诊疗服务，有效缓解了山南市偏远地区患者看病难的问题，加快实现"三不出"目标，将分级诊疗的旗帜飘扬在5000米的雪域高原。

山南市与北京时间有1.5小时的时差，法定上班时间是9：30。身为院长的虞德才每天8：30前就到医院，把全院的每一个科室和重要节点都巡查一遍，发现问题立刻布置整改。白天带领班子成员和业务骨干协调千头万绪的工作，只有在深夜才能腾出手来审阅或起草一些重要的文件和材料，经常一天只休息3~4个小时，特别是在山南市人民医院创"三甲"攻坚阶段，每天工作到晚上9点，节假日基本无休。2017年中考期间，虞德才请假刚回到安徽，就因工作需要立即返回工作岗位，没能兑现陪孩子中考的承诺。2018年春节，他只在家待了不到10天的时间，年初八就顶着风雪赶回工作岗位，而按照规定，他可以享受70天的假期。长期在藏工作的人都知道，短期内频繁进出西藏对身体的损伤最大。但是为了不耽误工作，虞德才常常是出差回安徽，工作完毕之后就立刻返回山南。一次，虞德才因长期援藏工作压力大、生活没有规律，加之不习惯山南饮食，积劳成疾，导致十二指肠球部大出血，失血性休克倒下，经过安徽省立医院全力抢救才转危为安。即使在住院期间，他也一边接受治疗，一边电话部署山南市人民医院的工作。出院时医生建议至少需要休息1~2个月，但面临医院争创"三甲"、进修人员选派、胸痛中心建设等诸多事务，虞德才仅休息了一个星期，就不顾妻子和亲朋好友的劝阻匆匆踏上返回西藏山南的征程，一到山南顾不上休息，一边吃药一边投入紧张的工作中。山南医院各位同事、援藏队员看到院长消瘦的身躯，感动得流泪，反复叮嘱"院长，注意休息，保重身体"。

作为安徽"组团式"援藏医疗队的队长，虞德才率先垂范，带领医疗队发扬"老西藏精神"和"黄山松精神"，在雪域高原建功立业。而山南市人民医院的发展成就和安徽省医疗人才"组团式"援藏工作队所取得的成绩，也得到了中共中央组织部、国家卫健委的充分肯定，得到藏皖两地各级党委、政府和人民群众的充分肯定和赞扬。中共中央组织部常务副部长姜信治在拉萨召开的全国医疗人才"组团式"支援西藏工作推进会上表示，选派援藏干部要派虞德才等这样能力强的干部到西藏工作；安徽省委副书记、省长李国英视察医院赞扬医疗援藏工作队时说"给西藏人民增福，给安徽人民争光"；西藏自治区党委副书记、主席齐扎拉陪同考察时高度评价道："我到过西藏许多医院，还没有一家医院比山南市人民医院做得好。"2016年6月，西藏自治区卫计委授予安徽省医疗人才"组团式"援藏医疗队"先进集体"称号，西藏自治区党委、政府授予虞德才"第七批援藏先进个人"称号，同年，虞德才当选西藏自治区第九次党代会党代表。2017年9月，山南市委、市政府授予安徽省医疗人才"组团式"援藏医疗队"民族团结进步模范集体"称号。

## 不忘初心，胸怀大爱

一个人做一件好事不难，难的是做一辈子好事。虞德才的援藏经历，并非心血来潮，在其人生道路的每一次关键时刻，他都挺身而出，以实际行动诠释着医者仁心。早在1999年，为响应团中央的号召，安徽团省委和卫生厅联合开展青年卫生志愿者扶贫接力活动，虞德才作为第一批十人小组的领队赴大别山区的金寨县进行了为期半年的医疗扶贫工作，并被央视《焦点访谈》、安徽台《新闻观察》栏目专访播出，安徽经验得到了团中央、卫生部，以及时任团中央书记胡春华、周强的肯定。

2008年汶川大地震后，虞德才又主动请战，作为安徽省立医院首批灾区重建医疗工作组的领队，赴松潘县人民医院担任业务副院长，进行了为期三个月的医疗援助。面对满目疮痍的震后灾区，虞德才带领医疗工作组帮助医院提升医院管理、开展技术帮扶、进行巡回义诊等工作，为安徽医疗援建起好步、开好局打下了坚实的基础。同一年，南方出现特大雪灾，同样由他带队，在因大雪导致交通拥堵的高速公路上进行应急医疗，坚守两天两夜，露宿高速公路，确保了滞留高速公路的旅客的生命安全

穿过荒芜与山丘，从长河走向雪山，虞德才用他平凡的身躯挑起了生命的重担，用实干的精神演绎了对生命的敬佑，用甘之若醴的奉献精神谱写生命的华章，用点点滴滴的善意诠释了医者仁心。在服务基层的道路上，虞德才经常提醒自己，要不忘初心、心系百姓，只要祖国有需要、人民有呼唤，自己将时刻准备着。

（本文发表于 2018 年 10 月 24 日，有改动）

案 例 点 评

为彻底解决西藏百姓的看病难题，2015 年 8 月，在中共中央组织部统一组织协调下启动医疗人才"组团式"援藏工作，由国家卫计委和有关对口支援省市指派医院，成批次组团选派医疗骨干，支持西藏受援医院专科建设和医疗人才队伍建设。众所周知，雪域高原空气稀薄，高寒缺氧，含氧量平均仅有内地的 40%，从内地到西藏，不仅要经历生理和生存环境考验，还要面临工作压力和思乡之苦等。但以虞德才等为代表的一批又一批的援藏人员，他们积极响应党中央的号召，远离家乡、远离亲人，舍小家、为大家，奔赴世界屋脊，发挥专业特长，为当地留下了一支永不离开的医疗队，为全方位、大幅度提升西藏自治区医疗服务能力和管理水平作出了突出贡献。

思 政 元 素

援藏精神的本质特征是不忘初心、无私奉献。援藏精神的时代

内涵是淡泊名利、求真务实。习近平总书记指出："在高原上工作，最稀缺的是氧气，最宝贵的是精神。"对口支援西藏工作，是党中央、国务院从党和国家工作全局高度作出的重大战略决策。长期以来，一批批援藏干部人才远离家乡、远离亲人，他们积极响应党和国家的号召，始终牢记神圣职责，以海拔高目标更高、风沙硬作风更硬的壮志豪情，扎根雪域高原，恪尽职守、无私奉献、矢志奋斗，与西藏人民一道建设大美西藏，锻造了"缺氧不缺精神"的价值内核，不断为"特别能吃苦、特别能战斗、特别能忍耐、特别能团结、特别能奉献"的"老西藏精神"注入新的时代内涵。

## 实 践 践 行

2020年2月21日，习近平总书记给正在北京大学首钢医院实习的西藏大学医学院学生回信，勉励他们练就过硬本领，毕业后到人民最需要的地方去，以仁心仁术造福人民特别是基层群众。2020年3月15日，习近平总书记给北京大学援鄂医疗队全体"90后"党员回信，勉励广大青年要不惧风雨、勇挑重担，让青春在党和人民最需要的地方绽放绚丽之花。医疗卫生工作者是人类大众的健康卫士，守护着人民群众的身体健康和生命安全。作为新时代的大学生尤其是医学生，广大青年应厚植家国情怀、坚守人民情感，努力掌握专业知识，练就过硬看家本领，心怀大爱、敬佑生命、甘于奉献，把个人理想追求融入国家和民族事业中，勇于担当时代赋予的责任和使命，积极投身到祖国、投身到人民需要的地方去，用切实行动演绎献身祖国大地、献身基层卫生事业的精彩人生，让生命之花开得更加绚烂。

# 社区基层医疗服务的守望者

## ——记皖南医学院1997届校友、北京市丰台区方庄社区卫生服务中心主任吴浩

"我们要始终坚持以病人为中心，以医疗质量为核心，为社区居民提供更好、更快、更多、更方便的基本医疗和公共卫生服务。"这是北京市丰台区方庄社区卫生服务中心主任吴浩常常说的话。在2018年的全国"两会"上，吴浩走上了全国政协第十三届一次会议首场"委员通道"，在全国人民面前展示了一位基层医务工作者的风采，也展现了一名基层政协委员的良好形象。

吴浩，中共党员，1997年毕业于皖南医学院临床医学系，第十三届全国政协委员，北京市丰台区方庄社区卫生服务中心主任，主任医师，首都医科大学教授、硕士生导师，中国医师协会全科医学分会副会长，国务院政府特殊津贴获得者、北京社区卫生服务首席专家、北京卫生系统高层次卫生技术人才。曾获全国医药卫生系统创新争优先进个人、北京市经济技术创新标兵、全国十佳全科医生、"2016北京榜样"周榜样人物等称号。致力于家庭医学人才培养、家庭医学服务模式研究与社区慢性病防控工作，积极探索国内家庭医学服务模式改革与创新，2017年11月被国家卫计委唯一提名参选世界卫生组织家庭卫生奖。

# 医者仁心，扎根基层为居民

吴浩出生在医学世家，自幼受到父辈的熏陶和耳濡目染，作为一名医生，他一直恪守"大医精诚"的誓言，临床业务精益求精，对待患者至真至诚，始终坚信临床医生应该具有"跨学科意识"。为了更好地服务于病患，他在工作中致力于心理学、康复学、老年医学、全科医学等相关学科知识的积累，力求自己的专业知识更加广博、业务能力更加扎实；他扎扎实实尽心竭力地为病人解难排忧，视病人如亲人，非常注重与病患的心理沟通和交流，为许多棘手的病患解决了病痛，恢复了健康。

吴浩践行"全人、全程、全家"的全科医学的服务宗旨，致力于"互联网＋社区卫生健康管理"领域的探索与实践，构建了"智慧家庭医生优化协同模式"。2010年，吴浩带领方庄团队率先在全国开展家庭医生签约服务及分级诊疗模式，为签约居民提供连续、协调、综合性、个性化的健康管理服务。该模式在2013年被北京市卫计委全面推广，方庄社区卫生服务中心被授予"全国示范社区卫生服务中心"荣誉称号。2014年，家庭医生签约服务模式得到了国家卫计委的认可并在全国推广，方庄社区卫生服务中心获得"全国优秀卫生计生机构"荣誉称号。方庄社区已在2015年实现了70%的社区居民首诊在基层，2016年中心人均门诊量达到国内三级甲等医院同等水平。吴浩还致力于社区慢性病防控，指导方庄全科医生团队提高社区慢性病防控水平，目前方庄社区全科医学团队管理慢性病人16000余人，高血压患者血压控制率73.2%，糖尿病患者血糖控制率67.1%，达到世界先进水平，真正做到了服务基层。李克强总理、刘延东副总理等多位领导人，世界家庭医生组织主席以及多个国家、地区的同行都曾来到方庄社区卫生服务中心考察，对吴浩在家庭医学方面的努力和取得的成绩给予了高度评价。

## 桃李芬芳，呕心沥血为人才

吴浩致力于全科医学人才的培养，提升全科医生服务技能，拓展全科医生的职业发展空间，增强全科医生的职业荣誉感、归属感和责任意识。在吴浩的推动下，方庄社区卫生服务中心被确定为合作共建"社区医疗新世界社区卫生服务培训示范中心"，率先引入符合国际的全科医生培养模式，设计课程体系并亲自授课参与北京全科师资优师及社区卫生骨干的培养。他带领方庄团队通过"手拉手"帮扶等项目将全科医学服务理念传播到内蒙古、宁夏、青海等西部地区，为我国社区卫生服务发展作出了独特贡献。他还被多个省份聘请为全科医学顾问，使全科医学理念在全国各地生根发芽。

吴浩作为首都医科大学全科医学硕士生导师，承担首都医科大学全科临床一系硕士生、本科生培养及北京社区基地全科住院医师的培养工作，共培养12名全科医学硕士，作为副导师协助指导全科博士2名、全科硕士1名。在他的带领下，方庄社区卫生服务中心成为首都医科大学、中国协和医科大学护理学院和北京中医药大学的社区教学基地，2015年被评为北京高等学校市级校外人才培养基地。

## 殚精竭虑，科研发展促建设

吴浩作为方庄社区卫生服务中心主任，提出了"以学科建设促进社区卫生服务发展、以科研教学提升社区卫生服务品质、以管理铸造社区卫生服务品牌、以服务赢得社区百姓信任"的发展理念，在积极培养全科医学人才的同时，还通过科研项目不断凝炼和总结经验，探索中国全科医学的发展之路。他主持或参与国家标准委"社会管理和公共服务综合标准化"、国家卫计委"互联网＋社区卫生健康管理"标准化研究等国家、省部级科研项目12项，为信息化助力家庭医生服务建设作出了突出贡献。作为第一作者或责任作者发表了相关核心期刊论文67篇，其中SCI论文3篇，作为主要完成人获中华中医药学会科技奖三等奖1项，北京市丰台区科学技术奖三等奖3项，出版专著2部。

吴浩从事全科医学及社区卫生管理工作20年，作为专家多次参与国家社区卫生服务文件的制定，曾参加原卫生部全国基层信息化方案、"十二五"国家公共卫生项目、国家医院药品监管方案等的论证工作；参与国家家庭医学师资规范化培养方案的起草，参与《国家全科医学继续教育指南》和国家家庭医学临床相关指南的制定，参与国家卫计委家庭医生签约指导手册及居家诊疗规范的起草。他作为核心成员参与制定的中国《关于改革完善全科医生培养与使用激励机制的意见》对于推动国家社区卫生服务发展发挥了巨大的作用。国家卫计委两次委托他承担"互联网＋社区卫生健康管理"标准化研究，并撰写《互联网＋社区卫生健康管理标准化建设指南》。2017年，获得国家标准委批准承担国家第四批社会管理和公共服务综合标准化项目，为信息化助力全科医生服务建设作出贡献。

"我将不忘初心，努力提高自身能力，为社区卫生事业的发展贡献自己的绵薄之力。"作为"中国医师奖"获得者，吴浩在激动之余，更坚定了自己的从医之路。他没有轰轰烈烈的壮举，凭借着执着、顽强的精神，扎根基层；他没有豪言壮语，凭借着一颗情系患者的心，恪守着从医之初的信念。岗位平凡，责任担当，吴浩用勤奋成就卓越，用真情呵护健康，用奉献诠释责任，彰显了社区基层医者的仁心大爱。

（本文发表于2018年11月3日，有改动）

案 例 点 评

社区卫生服务机构作为我国基层医疗卫生机构的重要组成部分，承担着参保人员家庭医生签约、慢性病管理、分级诊疗双向转诊等基本医疗保障的任务，是加强民生保障的重要载体。尤其随着我国逐渐确立了"基层首诊、双向转诊、急慢分治、上下联动"分级诊疗模式，以社区卫生服务中心（站）、乡镇卫生院、村卫生室、医务室等为主体的基层医疗卫生机构，在保障人民群众生命健康安全中发挥着举足轻重的作用。而基层医务人员则是所有医务工作者中最贴近人民群众的群体，他们为人们提供着最基本的公共卫生服务，成为生命健康的"守望者"，用实际行动筑牢群众健康的"第一道防线"。

思 政 元 素

长期以来，我国广大医务人员弘扬敬佑生命、救死扶伤、甘于奉献、大爱无疆的精神，撑起了世界上最大的医疗卫生服务体系，托起了百姓的健康梦。而这一伟大成就的取得，离不开成千上万扎根基层、默默奉献的基层医务工作者。相比城市综合性医院的医务人员，他们可能没有精湛的医疗技术，可能无法抢救危重患者，可能不能确诊疑难杂症，日常工作就是慢性病随访、用药指导、健康教育、防疫保健等，但就是这样平凡、单调的工作，却承担着健康中国行动"最后一米"的工作。如在新冠肺炎疫情期间，近400万基层医疗卫生机构的医务人员做到了全出动、齐上阵，他们用自己的实际行动践行着"健康所系，性命相托"的诺言，以自己的"仁心仁术"让"大医精诚"精神闪耀出更加夺目的光芒。

实 践 践 行

医疗保障是人民身体健康、社会和谐稳定的"压舱石"。习近平总书记多次强调，要坚持人民至上、生命至上，把人民健康放在优先发展的战略地位，着力解决群众看病就医的操心事、烦心事、揪心事。基层医疗卫生机构与人民群众的身体健康及幸福指数息息相关。青春由磨砺而出彩，人生因奋斗而升华，基层一线是青年人成就自我的最好舞台。作为当代医学专业大学生，理应树立为祖国和人民永久奋斗、赤诚奉献的坚定理想，厚植以仁心仁术造福人民的情怀，主动投身到新时代的伟大实践中去，扎根基层、服务基层、奉献基层，做老百姓最需要的医生，为实现"中国健康2030"贡献自己的一份力量。

# 心与灾区人民一起跳动

## ——记皖南医学院2015届临床医学专业毕业生徐小龙
## 抗震救灾事迹

　　所有国人一定都不会忘记，2008年5月12日14时28分04秒，四川汶川发生里氏8级地震，是新中国成立以来破坏性最强、波及范围最大的一次地震，顷刻间地动山摇、山河移位，瞬间让生命陨落、家庭破碎、数十万灾民身陷灾难之苦。在这场突如其来的灾难中，冲在最前面的是人民军队，是人民子弟兵将废墟中的生命救出，并将他们从死神的边缘拉回来。其中，有一支特殊的部队，这里的军人除了穿军装，还穿白大褂，他们不仅是"人民子弟兵"，也是人民军医。这支队伍中，有年过半百的专家和业务骨干，有初入医疗战线的后起之秀，有推迟婚礼的白衣天使，有和即将分娩的妻子握手而别的热血男儿，也有夫妻双双共同请缨……他们有一个共同的名字——勇士。徐小龙，就是勇士中的一员，2005年毕业于皖南医学院临床医学专业，任职于解放军第411医院脑外科，他所在的医疗队是第一支进入汶川震中、最后一支撤离的部队。他因在抗震救灾中表现突出，被授予"抗震救灾英雄"称号。

## 面对灾情，他选择挺身而出——与灾区人民同呼吸

当受灾群众呼唤支援的时候，当军委总部抗震救灾的指令下达的时候，徐小龙闻令而动，挺身而出，积极响应，跟随同伴快速集结，奔赴灾区。因为他深知，在这个时候，时间以分秒计，生命以速度记，在人民生命财产安全受到严重威胁的危急关头，部队早一分钟到达灾区，受伤群众就能增加更多生的希望，早一分钟展开救助，受伤群众就能减少一分死亡的威胁。

2008年5月13日凌晨5点，一阵急促的电话铃声把他从睡梦中叫醒，电话那头说：医院马上要赴川赈灾，6点来医院开紧急会议。他放下电话，来不及跟家人告别，直奔医院参加会议，准备医用物资。当日晚6点30分，军区赴川抗震救灾医疗队抵达成都，徐小龙所在的医疗队立即连夜向震中汶川开进。可是通往汶川的路上到处是塌方，70%以上的路面损坏，桥梁全部被毁，医疗队在紫坪铺大坝被困。他们立即组织30人的敢死队，乘冲锋舟从水路突进，未能成功，但是丝毫没有改变他们挺进汶川的决心。

5月16日晚8点，通往汶川县水磨镇的生命通道稍能通行，医疗队在军区抗震救灾前进指挥部副总指挥沙纪根的带领下，立即连夜开进。卡车在松软湿滑的山路上艰难爬行，一边是水流湍急的岷江，一边是随时可能滑坡的高山，沿途满是被山石砸扁、被泥石流吞没的车辆和遇难的同胞。车轮轧着山路边缘缓缓前行，旁边不时传来石头滚落岷江的巨响。在生死考验面前，车上60多名队员没有一人畏惧或胆怯，大家心中只有一个念头：快点！再快点！早一分钟到达就能多救一条命！4个多小时后，医疗队终于到达水磨镇。没来得及整理行囊，医疗队就开始在菜市场开设野战医疗所，争分夺秒抢

救受伤群众。被砖墙压伤导致身体大面积血肿的李翠花，全身无法动弹，局部开始糜烂，出现感染性休克，经引流手术转危为安；受伤后没有得到及时处理、身上感染严重并休克的杨勇，经紧急救治后恢复了神智……就在这个菜市场的摊位上，徐小龙和他的队员们先后实施手术160余台，成功救治了1200多名伤员。

让徐小龙记忆最深刻的是救助一位生命危在旦夕的彝族妇女英卓。"解放军，赶快救救我的儿媳妇吧！"5月18日9时30分，在汶川县水磨镇老人村巡诊的解放军第411医院医疗队刚走进村里，一名老人哭着跪在了官兵面前。原来老人名叫毛秀珍，她的儿媳怀孕8个月，近来感到乳房疼痛，但由于地震中痛失亲人，加上道路中断，一直无法送往医院治疗，两天来鼻子出血不止。徐小龙和医疗队员闻讯后当即赶到英卓家中，只见她已奄奄一息，话都说不出来。"赶快组织担架队，将病人运送到山下的野战医院！"医疗队官兵当机立断。徐小龙和其他3名年轻的医务人员随即将英卓抱上担架，向山下奔袭。"快点！再快点！"山高，路陡，林密，徐小龙脸上、手臂被树枝刮出了道道血痕，可他全然不顾。平时两个多小时的路程，他和队员们仅用了40多分钟，就将患者抬到了医疗队开设的野战医院。徐小龙所在的医疗队专家立即进行会诊：患者由于乳房脓肿引起感染性休克，继发弥漫性血管内凝血，不马上治疗将会出现多脏器出血，从而导致死亡！患者已经妊娠8个多月，不做手术，母婴生命危在旦夕；进行手术，医疗队冒的风险太大，怎么办？医疗队领导研究后当即决定：再大的困难也要克服，组织医疗力量，立即手术！医疗队手术组现场给患者实施乳房脓肿切开引流术，进行全身抗感染、抗休克治疗，并想方设法确保胎儿平安。输液、麻醉、引流，一切有条不紊。10时20分，脓肿彻底清除，引流手术完成。这时，患者突然出现血压下降，脉搏细速，情况十分危急。医疗队立即组织专家会诊，查明原因，迅速建立2路静脉通道，进行加压输液、输氧，充足体液，增加身体能量。11时30分，英卓所有生命体征恢复正常，心电监护仪显示血压恢复正常，B超检查显示胎儿心动良好……毛秀珍这位在地震中流干了眼泪的老人，拉着医疗队员的手，久久不肯放下。这一救助事迹当时受到中央电视台的宣传和报道。

## 面对危险，他们选择与死神同行——与灾区人民共命运

5月17日凌晨，天空还是一片漆黑之时，徐小龙所在的解放军第411医院第一医疗小分队马不停蹄地从水磨镇赶往十几公里外的映秀镇。小分队到达漩口镇后，前方路阻，从里面跑出来的群众说，许多地方没法通行，劝他们不要再往前走了。但像徐小龙这样的铮铮铁汉，坚定信念，认为就算是爬，也要爬进去。

道路崎岖泥泞，大部分地方被碎石掩埋，山上不时还有石头往下掉；下面是水流湍急的岷江，稍有不慎就会随着乱石一同滚落。许多时候队员们不得不将身上的药箱和背囊扔到前面，再手脚并用地跑过去。有的地方山高路陡，有的地方泥土松软；频繁的余震让大地不时地颤抖，顽强的意志让队员们坚定前行。这是一次与死神同行的挺进，但死神的威胁，始终抵挡不住队员们勇敢的步伐，5公里的山路，他们整整行进了4个多小时，终于把"南京军区抗震救灾医疗队"的旗帜插在了震中的废墟上。

映秀，曾经像她的名字般美丽，可如今，当徐小龙站在这片土地上时，这里宛如人间地狱。学校、居民楼、商场全部变成了废墟，几千条鲜活的生命瞬间消失。徐小龙流下了两行泪，却来不及擦拭，便开始了新一轮搜救。忍受着空气中弥漫的腐臭与心中的悲恸，徐小龙一心只想多救出一个鲜活的生命。在漩口中学附近，一位满头

白发的老人因为老伴和小孙子还没有被挖出来，待在那里整整三天三夜，粒米未进，身体极度虚弱。徐小龙和队员们设法将其带到医疗所，边治疗，边做心理辅导。

在开设野战医疗帐篷集中救助的同时，医疗队每天还会派出小分队，翻山越岭走村串户巡诊。因为年轻力壮，徐小龙什么苦活累活都抢着干，记得在一次搬运物资时腰肌严重扭伤，不得不往腰椎里打麻药进行封闭止痛，领队让他卧床休息三天，但他打了止痛药后，立刻就随医疗队出去巡诊了。在巡诊过程中，路早就被泥石流掩埋了，他们只能从山坡上沿着一些深深浅浅的脚印小心翼翼地攀爬，沿途不时遇到遇难人员的遗体。从里面逃出来的群众睁着惊恐的眼睛，劝他们不要再往里面走了。但是，队员们决心已定：就算是鬼门关，也要将军区医疗队的旗帜扛上去。大山深处的黄家村，因为太偏远，一直没有医疗队进去救援。徐小龙与队友们跋山涉水前去诊治，还把带去的食品全部发给村民，而自己只饮水充饥。一位老大爷流着泪带领群众高呼"共产党万岁！解放军万岁！"。

## 面对困难，他们选择持续奋战——与灾区人民心连心

银杏乡与映秀镇仅十公里之遥，由于道路中断，这段距离却成了无法逾越的"天堑"。徐小龙所在的医疗队几次试图翻山越岭，徒步进入，但都无功而返。天气等原因，直升机也常常无法起飞。天空终于转晴，医疗队立即派出一支8人的突击队，搭乘直升机飞往银杏。直升机在狭窄、陡峭的山谷中穿行，两侧都是凄凉的废墟及滑坡的山体、坍塌的公路。10分钟的空中飞行犹如一趟"死亡之旅"，浓雾、气流等险情不断。进入银杏乡的第二天，当得知东界村还是一个"无医区"时，他们背着药箱，手脚并用，冒着生命危险艰难

攀爬。翻过了一座高达2000米的"死亡之山",还要穿过一条长1925米的皂角湾隧道,历经艰险,他们终于成为灾后抵达该村的第一支医疗队。看到这几个"天降神兵",村民们都愣住了。村民梁桂霞激动地说:"那么险的路,我们山里人都不敢走,你们是咋进来的?太不得了了!"就是这段往返12公里、需4个小时行进的"死亡之旅",他们整整走了4趟,直到里面的群众全部转移。靠着这样一双双铁脚板,他们先后翻山越岭400多公里,深入高山村寨5600多人次,收治345人,进行手术23台,把一个个生命从地狱边缘抢了回来,被当地群众和兄弟部队官兵亲切地称为"铁脚医疗队"。几十天来,这支医疗队,就像屹立于山顶上的青松,用忠诚为灾区坚守,用生命为灾区坚守!

灾区的温差很大,中午太阳直晒,酷热难当,白天在医疗帐篷内温度高达40多摄氏度,迷彩服湿了又干,干了又湿,每个人身上都积起厚厚的尘土和盐霜,早晚又很凉,空气潮湿,再加上个人疲劳,几乎每个人身上都起了丘疹。水是生命之根,也是夺命之源,灾区的水源污染严重,而受灾群众和救灾官兵又集中居住,一旦饮用了未经检测、受污染的水,疾病、疫情将随之而来。清洁安全的饮用水,成为灾区最紧缺的东西。在很多救灾现场,很多人渴急了,在地上捡到个矿泉水瓶,只要还有一滴水,都会仰起脖子倒进嘴里。

灾区群众的困难和痛苦,他们看在眼里,急在心里。在徐小龙所在医疗队的责任区里,有20个自然村的527处农村水利工程不同程度毁坏,村民饮水告急。通往金花乡南华村的道路刚刚抢通,队长闻讯后立即带领队员孤军深入,采集水样,检测水质。在开进途中,一次次余震袭来,巨大的滑坡将简易山路再次堵死,他们只好沿着山脊行走,一眼看不准、一脚踩不实,就可能跌落悬崖。前进,每一步都伴随着死的威胁;后退,就意味着让灾区群众多一份煎熬。

为防不测，大家在雨衣里子上写下姓名、部队番号和联系方式，队长对大家说："我们来自军事斗争准备一线部队，只吹冲锋号，不打退堂鼓!"经过一个多小时的艰难跋涉，他们终于到达南华村，顺利采集了4口水井的水样。确认没有污染，灾区群众和救灾官民终于有了"救命水"。每当他们在清洁的水源旁贴上"可安全饮用"的标志时，就是他们最幸福的时刻。

徐小龙在受灾最严重的震中度过了让他永生难忘的90多天，原定于6月5日的婚期延迟到了10月11日。虽然他不是现役军人，但在抗震救灾战场上，他有着与现役军人一样的坚毅与果敢，军人的标准一点不降，"轻伤不下线""哪里最需要就到哪里"……这不仅仅是医疗队军人的誓言，也是徐小龙非现役军人立下的军令状。他因在抗震救灾中表现优秀，救治多人，被批准加入中国共产党。回到工作岗位上，他踏实工作，奋力拼搏，努力将抗震救灾精神转化为做好工作的强大动力。因工作表现突出，他多次受到上级部门表彰，并依然奔波在祖国需要他的每一个地方。2010年以来，他先后参与世博会安保医疗救援保障任务，乘上"诺亚方舟号"赴非洲和中国钓鱼岛提供医疗保障等任务。徐小龙深知要努力提升个人知识能力和业务水平，才能更好地为国家和社会服务，他考入同济大学医学院完成研究生课程学习，并顺利毕业。目前，他担任科室颅脑外伤及重症救治组组长，上海市神经外科颅脑创伤学会青年委员。

走出皖南医学院后的徐小龙，他的心，永远与祖国一起跳动。

（本文发表于2018年11月10日，有改动）

案 例 点 评

灾情就是命令，时间就是生命。2008年5月12日14时28分，四川汶川发生里氏8级地震，地震撕裂大地的肌肤，山在摇动，地在颤抖；大面积的山体滑坡，道路阻塞，江河截断；瞬间楼塌屋毁，烟尘蔽日，到处是断壁残垣，血肉模糊，满目疮痍。"5·12"四川汶川特大地震发生后，全军卫生系统坚决听从党的指挥，在第一时间采取行动，他们不畏艰险，舍生忘死，冲锋在前，义无反顾地投入抗震救灾的洪流之中，用大爱诠释责任，用生命书写忠诚。被授予"抗震救灾英雄"称号的徐小龙，在抗震救灾战场上，有着与现役军人一样的坚毅与果敢，与灾区人民同呼吸，与灾区人民共命运，与灾区人民心连心，做到"轻伤不下线""哪里最需要就到哪里"，最终以救死扶伤为己任，以高超的医术、高尚的医德，托起了废墟上的"生命之舟"。

思 政 元 素

在"5·12"四川汶川抗震救灾的伟大斗争中，无数解放军战士、消防队员、医务人员以及全国各地的志愿者不远万里奔赴灾区，他们冲锋在前，舍生忘死，临危不惧。"人民至上，生命至上"体现了他们"以人民为中心"的价值追求；"敬畏生命，救死扶伤"彰显了他们永恒的责任；"每一个生命都不能轻言放弃"践行了他们的铮铮誓言。在灾难面前万众一心、众志成城，体现了伟大的抗震救灾精神。抗震救灾精神是中华民族精神的重要体现，充分展现了中华民族自强不息、团结奋斗的民族品格。

实 践 践 行

2018年2月，习近平总书记在四川考察调研时专程来到汶川县映秀镇漩口中学遗址，向汶川特大地震罹难同胞和在抗震救灾中捐躯的英雄敬献花篮，并三鞠躬。他叮嘱一定要把地震遗址保护好，使其成为重要的爱国主义教育基地。人无精神则不立，国无精神则不强。精神是一个民族赖以长久生存的灵魂，唯有精神上达到一定的高度，这个民族才能在历史的洪流中屹立不倒、奋勇向前。作为新时代的大学生，我们要进一步弘扬抗震救灾精神，大力弘扬中华民族的伟大民族精神，把人生理想融入国家和民族的事业中，立足新时代，谋划人生、创造历史，逐梦而行、向新而行，在上下求索中将美好理想转化为真切的现实，为伟大民族精神注入不竭青春能量。

# 罗仁爱之心，成惠民之林

## ——记皖南医学院2010届校友、"邻家好医"创始人罗林

在美丽的钱塘江畔，六和塔之南，坐落着著名的杭州高新区高层次人才创新创业基地。基地的二楼，有一群忙碌的年轻人，他们的办公室，直到午夜，依旧灯火通明。他们怀揣伟大的梦想，却能安下心来从细微处入手，一步步迈出坚定的步伐，他们就是"邻家好医"的一群创业者——罗林和他的互联网线上线下结合医疗服务创新团队。

罗林，2010年本科毕业于皖南医学院临床医学专业，"邻家好医"创始人兼董事长，格格医疗科技（上海）有限公司创始人，杭州若邻医院管理有限公司首席执行官，杭州经济技术开发区青年联合会委员，浙江省健康产业联合会常委，皖南医学院杭州校友会会长。

## 拼搏为墨，书写青春华章

2005年9月，怀揣对未来的美好期望，罗林踏进了皖南医学院的大门。"用心理学专业知识去帮助残疾人，帮助有心理疾患的人，帮助他们找到心灵的清泉。"这是罗林在大学时期的人生理想。

在进入大学后，罗林如鱼得水，刻苦学习专业知识，综合测评

排名一直名列年级前茅，曾获得校"学习标兵"称号、一等奖学金；热心班级事务，被同学们选为班长，并同时被选为系学生会主席。有了这个舞台，他开始把目光投向社会，牵头组建了皖南医学院心理助残志愿者服务队并担任队长。罗林的努力付出，给他带来接踵而至的荣誉。他们的志愿服务及其团队获得了社会的广泛好评，《大江晚报》、芜湖新闻网、芜湖电视台新闻频道、芜湖电视台教育频道对其团队志愿服务进行了跟踪报道，罗林本人也入选"2008中国大学生年度人物"。

2010年，罗林以优异的成绩大学毕业，进入世界著名的生物制药企业——辉瑞公司，并在工作中取得了优秀的销售成绩。但不忘初心的罗林，用了几年时间在思考：我能为中国的医疗事业做点什么？直到他离开这家外资公司，加入中国最大的在线医疗公司"好大夫在线"，并组建了该公司的华东区团队，完成了人生理想的升华。

"好大夫在线"华东团队在罗林的带领下成立了，并取得了巨大的成功。在"好大夫在线"的经历，让罗林完成了医疗互联网的启蒙——互联网可以改善医疗。随后，中国专业的互联网手术平台项目成功上线运营，作为联合创始人和首席执行官的罗林参与其中，将平台打造成国内最大的移动医疗手术预约平台，帮助广大有手术需求的患者，在第一时间预约全国知名专家，安排入院手术。但全新的平台、高薪和数千万的股权，却没能留住罗林前进的步伐，他在想着更宽广的平台，想解决更多人看病难的问题。于是，他再一次华丽转身，坚持去做一些突破自己、坚持梦想、富有情怀的事情。

## 创新为石，铺就人生之路

"看病难、就医难"是我国现今医疗服务的现状之一。据统计，我国80%的医疗资源集中在大城市，而其中30%的医疗资源又分布在大医院。随着人民生活水平的逐步提高，以及对医疗资源的需求日益增强，卫生服务需求与医疗卫生资源的矛盾日益突显：大医院门庭若市，每天超负荷运转，大夫很劳累很辛苦；小医院门可罗雀，缺少优良设施和人才。

面对这一难题，罗林一直在积极寻求解决途径。而当"互联网+"成为各行各业不可逆转的趋势时，罗林和他的同事们想到了互联网。通过移动互联网技术，可以对医疗资源进行优化，实现医生和患者的精准对接，借助大数据的支持，让医患双方有效地连接起来。最终，他决定借助互联网技术，将定位在基层医疗服务的家庭医生诊所模式作为破解"看病难、就医难"的突破点，并于2016年2月19日，在上海创办"邻家好医"，2017年，公司迁至浙江省杭州市。

"邻家好医"平台通过线上平台和线下看诊相结合的方法，为用户提供方便、快捷、优质的健康咨询和健康管理。从"邻家好医"App上可以看到，平台能在线上为用户提供极速通话、图文电话咨询、面诊等服务，服务的医生既包括三甲医院主治医生以上的专科专家，也包括从事基层和社区临床医疗的全科医生。线下平台推出医生工作站和医生上门制度，实现医疗O2O的闭环，有效破解多点执业和医疗资源分布不均衡的症结。在移动互联网技术的支撑下，通过"邻家好医"平台，首先，在线预约和在线进行健康管理，改善患者传统健康管理体验；其次，医生工作站及医生上门实现了近距离就医，一对一服务，充分保障了就医时间，同时也方便老、弱、病、残等不方便出门的患者以及相当一部分慢性病患者；最后，精准就医，降低了不合理就医产生的费用。平台还为用户提供转诊、药品、体检、保险等个性化、定制化服务，医疗到家，实现小病不出社区，在"邻家好医"的平合上就能完成。罗林表示："我们希望，用户有了小毛病都能来找我们。对于疑难杂症，我们也可以做到精确分诊和转诊。"

## 初心为伴，勇做时代弄潮儿

初心在最开始的时候往往简单朴素，但是它会慢慢长大，就像是一颗种子长成一棵参天大树。作为一个综合型医疗服务平台，"邻家好医"采取全科与专科结合、线上与线下结合的模式，提供多维度、多层次的医疗健康服务，致力于成为中国受尊敬的医院管理集团和第一医疗健康服务入口。"邻家好医"所有自营医疗机构均选址在社区周边，以扎根基层、深入社区的理念服务周边居民，努力让患者享受优质、便捷、亲切的医疗服务，拥有犹如去邻居家般的就医体验。罗林曾用这样一句话来概括"邻家好医"的核心理念："让医疗温暖可信，服务触手可及，价格合适公道。"

对于为什么选择以家庭医生为主营业务方向，罗林表示，中国目前的基础医疗薄弱，发达的移动医疗也无法解决中国医疗面对的核心问题，只有基础医疗强大了才有解决问题的可能。在分级诊疗大背景下，基础医疗服务以及家庭医生服务被提到了新的重要高度。"发达国家的很多家庭都有属于自己的家庭医生，我认为我们也可以将这个模式发展起来……"工作中，罗林始终坚持从客户的角度出发，不断完善自己的产品和服务。而在面对来自不同领域的合作伙伴时，罗林也一直坚持着自己的创业理想，对于那些想捞快钱的投资者，敬而远之，"道不同，不相为谋"。在他的带领下，"邻家好医"获得了众多投资者的好评，合理精准的市场定位、高效的运营模式、干练稳重有朝气的年轻团队等都让投资者们大加赞赏。

对于如何将"邻家好医"继续扩大规模，实现连锁化复制，罗林有着清晰的思路和计划。"发展医疗服务不能急，需要先在质量上做扎实，把一个区域做透，再考虑做城市扩张和管理模式的输出。"他认为成功推动连锁化复制，成为社区医疗界的7-ELEVEN，需要"三个战略"和"三个打造"。"三个战略"包括人才、品牌、精细化运营，即建立青年医生储备，促进中青年医生提升；建立区域化品牌，形成"有效、便捷、即时"的产品定位；坚持医疗质量始终第一、流程服务持续优化，不断培养员工"人人都是经营者"的意识。而"三个打造"则是通过文化、医疗、服务方面来实现：通过与台湾合作方的进一步互动以及利用内部荣誉激励方式进一步打造"视病犹亲"的医患相处氛围；利用现有的专科专家资源优势，强势打造全科与专科联动的"强儿科专科，保整体家庭"的专业医疗体系；在切实解决邻里顾客的医疗健康问题的基础上，持续打造"既不做作，也不随意"的社区医疗服务……

"鹰击天风壮，鹏飞海浪春。"作为"85后"创业青年代表，罗林一直都在为追求梦想而做出选择。成绩的取得并没有使他骄傲自满，年轻的心依旧在前进。于罗林而言，凡心所向，素履以往，未来的路上，自己仍将秉持一颗初心，继续致力于推动医疗卫生事业发展，努力做好人民健康的守门人。

（本文发表于2018年11月2日，有改动）

案 例 点 评

创新是社会进步的灵魂，创业是推动经济社会发展、改善民生的重要途径。近年来，随着"大众创业、万众创新"的深入推进，乘着国家政策的"东风"，全社会创新创业活力竞相迸发。而高校大学生具有受教育水平较高、思维开放活跃、善于接受新鲜事物、充满激情与活力等特点，已日渐成为创新创业的生力军。尤其随着科学技术的发展，越来越多有理想、有追求、有担当的青年大学生，他们像罗林一样，在走出象牙塔之际甚至求学期间，便利用自己的专业所长，选择在创新创业中追梦、逐梦、圆梦，在创造社会物质财富、促进科技与经济深度融合的同时，实现个人的精神追求和人生价值。

思 政 元 素

创新是创业的基础和前提，创业是创新的延伸，创新创业精神既是宝贵的精神财富，也是推动社会经济发展进步的强大动力。中华民族能够实现从站起来、富起来到强起来的历史性飞跃，离不开中国人民敢为人先、与时俱进的创新精神，以及艰苦奋斗、自强不息的创业精神。尤其是中国改革开放四十余年来的风雨兼程，自上而下的改革与广大创业者群体自下而上的创新创业相互促进，共同造就了改革开放的巨大成功。当前世界经济正处于第三次和第四次技术革命交汇期，面对百年未有之大变局和中华民族伟大复兴战略全局，我们更应大力培育和弘扬创新创业精神，抓住以创新驱动经济社会发展的命脉，为实现中华民族伟大复兴的中国梦注入强劲发展动力。

实 践 践 行

2017年8月15日，习近平回信勉励第三届中国"互联网＋"大学生创新创业大赛"青年红色筑梦之旅"的大学生，"希望你们扎根中国大地了解国情民情，在创新创业中增长智慧才干，在艰苦奋斗中锤炼意志品质，在亿万人民为实现中国梦而进行的伟大奋斗中实现人生价值"。对于广大青年来说，创新创业不仅是实现自身价值的重要途径，也是为实现中华民族伟大复兴的中国梦添砖加瓦的重要举措。当前我国正处在实现"两个一百年"奋斗目标的历史交汇期，广大青年学子生逢盛世，理应勇担历史重任，练好内功、提高能力、提升素质，以创新为发展灵魂，以创业为实施途径，以咬定青山不放松的精神笃定前行，主动将个体的"小我"融入党和国家的"大我"，将个人理想同祖国前途命运相统一，勇做新时代创新创业的弄潮儿，书写无愧于时代、无愧于历史的华彩篇章。

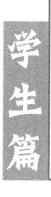

学生篇

# 始于兴趣，勇于探索，成于坚持
## 以勤学上进之名浇灌青春奋斗之花
### ——记安徽医科大学2019年中国大学生自强之星曹凡

得知论文成功发表的那一刻，他很平静地享受着辛劳后的踏实与欢愉。这段科研之旅，他就像深山里的旅人，在黑暗中跋涉，他相信远方，终收获光明。他是荒芜中的园丁，虔诚播种，悉心栽育，玫瑰吐芳的那一刻，过往值得。

他是安徽医科大学第二临床医学院2016级临床医学（"5+3"一体化）专业本科生曹凡，以第一作者在国际权威期刊《自身免疫评论》（2018年影响因子为7.716）发表《P2X7受体：一个潜在的自身免疫性疾病治疗靶点》。他作为共同第一作者的原创性研究论文《全球公众对系统性红斑狼疮的兴趣：基于互联网数据的调查》也顺利发表于SCI期刊《狼疮》（2018年影响因子为2.924）。他来自偏远的农村地区，家境贫寒，初中时期父亲的不幸去世，让本就困难的家庭雪上加霜。然而，面对家庭中接二连三的苦难与不幸，他并没有一蹶不振，而是以一颗迎难而上、不畏艰险的心勇敢地奋斗下去。困难的生活磨砺出他坚忍不拔、自强不息的优秀品质，在安徽医科大学这个宽广、多元化的平台上，他仍然保持着砥砺奋斗的意志和自强不息的精神，不断提高自己，努力实现自己的良医梦。

## 始于兴趣，科研梦的萌发

曹凡最初接触科研，是大一参加大学生创新创业大赛的时候："当时感觉自己的科研梦有了萌芽。"大赛结束后，曹凡被点燃的科研梦更加坚定了。于是，他开始刻苦努力，想多掌握一些技能，适当地跳出沉甸甸的医学知识的"包围圈"，接触不同的思维，进行多样实践，因为火花往往来源于"不同模块"之间的碰撞，尝试往往能带来更多的可能性。

科研是一条漫长而孤独的道路，辛苦的付出、坚持不懈的毅力是必备的品质，机会也需要积极争取。出于对科研的热情，曹凡在日常的学习生活中密切关注各类消息，"临床科研思维培养与实践"这门选修课让他如获至宝，那是他第一次遇见指导他的老师——潘海峰。课后，曹凡主动联系了老师，表达了想要参与科研的意愿，潘海峰欣然表态："我们很欢迎对科研感兴趣的本科生来实验室。只要你们有想法，愿意付出努力，老师很乐意提供帮助。"

得到老师的支持，曹凡欣喜无比，他感觉有了指路明灯。除此之外，曹凡了解到，近年来，学校始终坚持"以本为本"的基本战略，高度重视为本科生尤其是临床医学长学制本科生提供科研平台，大力支持他们参与早期科研，从政策奖励、评奖评优等各方面鼓励学生投身科研的沃土。这无疑为曹凡的科研梦助了一臂之力。

万里征程脚下始。在潘海峰的要求和指导下，曹凡开始学习统计方法和相关软件的使用。大量阅读文献后，他确定了自身免疫性疾病这一科研方向，并开始整理综述。那一刻，曹凡觉得自己的科研梦终于不再遥不可及。

现如今对于自身免疫性疾病的治疗方法还有待改进，目前的激素治疗、抗炎药物、靶向药物等都存在较严重的副作用，部分药物还存在价格高昂等问题。因此，探讨新的治疗靶点非常重要，也很必要。曹凡的综述较为系统地总结了近年来 P2X7 受体在几个主要自身免疫性疾病中的重要作用和其潜在的治疗潜力，并明确指出此受体可以作为自身免疫性疾病的治疗靶点，这为治疗自身免疫性疾病提供了新的思路。

## 勇于探索，TCP 助力成功

从日常的医学专业课程学习到艰深晦涩的医学文献，曹凡付出了常人难以想象的努力。"从自己的学习和科研经历中，我总结出了 TCP 原则，就是 Time（时间）、Concentration（专注）和 Patience（耐心）。一定要付出时间静下心来看文献，脱离文献去研究是不切实际的。而且，静下心来看大量英文文献，对我是一种挑战。"

面对数百篇英文文献，从查询文献到阅读文献，再到进一步梳理与总结，要在茫茫文献中逐渐发掘、总结出自己的思路，使论文不断趋于条理清晰，是从"混乱"到"清晰"的过程，也是辛苦而漫长的过程。一开始，曹凡觉得茫然而无从下手，但凭着对科研的热爱，他没有屈服于这些困难，硬着头皮每天坚持阅读，每阅读一篇就写下心得进行总结和完善。隔段时间，他就回头重新阅读一遍，看是否有新的体会，再与老师、同学交流。在这种反复锤炼的过程中，渐渐地，曹凡发现自己阅读这些晦涩难懂的专业文献愈发得心应手，对很多知识的理解也愈发通透。这些进步让他更加坚定了决心，为他后来的 SCI 论文选题的确定及撰写打下了坚实的基础。

论文写作时，曹凡遇到了不少困难。一方面是长篇英文论文的撰写，需要通过阅读文献不断提高写作水平；另一方面是论文中的一些插图，也让他大为头疼。"阅读英文文献时，很重要的一部分就是根据文章所写的内容画出总结性的机制图。因为之前没有接触过，软件使用、画图等都需要慢慢学习，这个过程让人很难忘，"曹凡说，"我也因此在论文写作的同时收获了其他技能，这是一种锻炼。"除此之外，深入认识自身免疫性疾病并理解其机制，也颇有挑战。不同的实验经常会得出不同甚至是完全相反的结论，这就要求有丰富的理论和文献背景，才能更好地理解与进一步分析相关内容。在整个论文撰写过程中，如何让论文更富有条理性一直是个难点，因为一旦面对数百篇的文献，看了后面就会忘了前面。曹凡便一点点总结，慢慢改善论文的结构，最终使它富于逻辑。

作为一名临床医学（"5+3"一体化）专业的大三学生，曹凡面临的课程压力可想而知。十几门课程的考试接踵而至，每个人都自顾不暇、焦头烂额地备考，他却仍能挤出时间完成一篇高质量的论文，不得不令人咋舌。而曹凡拼尽全力去做的，就是分秒必争。每天紧张而有序的生活中，论文工作持续推进，而专业课程也并未落下，对于时间的精密把控就是他的制胜法宝之一，张弛有度的学习习惯，让他成为时间的主人。

## 抗击疫情，携手同行

面对新冠肺炎疫情，曹凡虽不能像前辈那样在一线奋斗，却也为抗击疫情努力贡献自己的力量。他服从学校安排，主动在家隔离，认真对待线上教学，积极响应学校为抗击疫情募集捐款的号召。作为宣传委员，他组织动员班级同学参加"健康中国视域下的阻击新型肺炎的相关研究"主题征文活动，分管负责班级部分同学疫情期间的咨询与联络，督促同学完成日常钉钉打卡与健康汇报，并配合其他班委进行新冠肺炎基本知识与相关防控措施的宣讲。同时，基于专业医学知识，他投身疫情科普工作，在家隔离期间，为家人讲解疫情相关知识与防控措施。此外，他作为参与者积极申报"安徽医科大学医学人文研究中心新冠肺炎疫情防控研究应急项目"，跟随团队为抗击疫情贡献科研力量。

## 成于坚持，未来大有可为

曹凡是一个温和有礼、做事认真负责的人。"始于兴趣，勇于探索，成于坚持。"潘海峰对曹凡评价道，"他在导师指导下确定课题方向后，能够迅速制订计划，并做好充分的文献资料准备，按部就班地完成既定目标。"通过潘海峰的帮助，加之自身强大的执行力及刻苦认真、勤于钻研的科研态度，曹凡的成功水到渠成。"在论文选题、字句修改和投稿杂志的选择方面，潘老师对我有莫大的帮助。"曹凡说，"我觉得潘老师是个谦虚、严谨、不浮躁、很有思维逻辑和能力的人，他身上这些优秀品质对我建立起'沉下心来、踏实科研'的学习态度有潜移默化的影响。我甚至觉得，相比于具体的科研能力，这些基本意识形态的塑造，是我从作为科研工作者的他那里领悟到的更重要的东西。"

孜孜不倦投身于科研写作的同时，曹凡更不忘谋求全面发展。大学生活中，他活跃于各个舞台并均取得了不错的成绩：以第一完成人的身份分别获得了第七届、第八届、第九届安徽省百所高校百万大学生科普创新创意大赛的校级三等奖、校级一等奖和省级三等奖；第四届"互联网+"大赛校园赛主赛道三等奖；参与了一项省级创新创业项目。同时，他在体育锻炼中也依然没有松懈，在2016年我校乒乓球"新生杯"比赛中，他获得了校园男子单打第八名的好成绩。现任大班宣传委员的他，为集体撰写申报材料并获得了"学雷锋先进集体"称号；曾任文学社文学部部长的他，组织多个社团活动，并获得了优秀组织奖、优秀个人奖等奖项。

曹凡的队员和同学王妍这样评价他："我很欣赏他对待科研的态度。他是清醒的人，在我们还觉得科研可望而不可即时，他敢于主动接触，先人一步，有勇气和魄力。科研本就充满挑战，而他刚好有足够的热情和耐心，希望他能在这条路上走得更远。"

一路走来，为了梦想而奋斗，是他青春最亮丽的底色。他的相关事迹被校内外媒体多次报道，他积极向广大学弟学妹们分享自己的科研经验和心得体会，用亲身经历讲述为梦想奋斗的历程，鼓励新生在大学征程中勇敢地迈出第一步。

执着追求，不懈努力，他践行着好学力行的精神；勤于学习，善于钻研，他演绎着造就良医的故事；踏实勤恳，耕耘收获，他述说着自强不息的内涵。他正蓄力待发，坚持奋斗，在未来的征途中，必将继续走在为祖国医药卫生事业发光发热的路上！

（本文发表于2019年10月12日，有改动）

**案 例 点 评**

士不可以不弘毅，任重而道远。曹凡是一名普通的大学生，虽然原生家庭不能给他提供很多的助力，但凭借着自己的执着和努力，他的大学生活有了一点不同。和其他很多同学一样，曹凡大一时参加了大学生创新创业大赛。他从一开始就没有把这当作一次普通的活动，而是认识到创新大赛过程中所蕴含的科研因素。通过比赛，他尝试学习新的方法和技能，努力进行逻辑思维训练。有了一定的积累后，他遇到了对他的成长起到至关重要作用的老师——潘海峰教授。在潘老师的指导下，曹凡开始学习科研基础知识，逐渐掌握了科研的方法，在国际知名刊物上发表论文，参加各类创新创业科技比赛也屡有斩获。曹凡所在的学院和学校为有志于进行科研探索的学生搭建了有效的平台，为他们的发展提供了舞台。名师的指引，学校的支持，更重要的是自身的不懈努力，成就了一名优秀的学子。

## 思 政 元 素

总有一种力量让青春的步伐昂首前行，总有一种感动让我们慷慨激昂，"自强不息""奋斗""创新"正是优秀大学生身上展现的品质，这也是中华民族生生不息的力量源泉，体现了中华民族勇于进取的精神境界，激励着一代代中国人发愤进取、不懈奋斗。

奋斗，深深融入中华民族的血液中。中国人民拥有的一切，是中国人民的智慧结晶，更是中华民族的奋斗使然。40年改革不息，70年长歌未央，100年风华正茂，5000年扬鞭奋蹄，从开启新纪元到跨入新时期，从站上新起点到进入新时代，中华民族始终奋斗不息。习近平总书记在多个场合反复强调中华民族的奋斗精神："幸福都是奋斗出来的"，"奋斗本身就是一种幸福"，"新时代是奋斗者的时代"……习近平总书记阐释的"奋斗幸福观"，是中国人民实现中华民族伟大复兴中国梦的最有力的动员令。

"青春由磨砺而出彩，人生因奋斗而升华。"在五四青年节到来之际，习近平总书记寄语新时代中国青年继承和发扬五四精神，坚定理想信念，站稳人民立场，练就过硬本领，投身强国伟业，始终保持艰苦奋斗的前进姿态，同亿万人民一道，在实现中华民族伟大复兴中国梦的新长征路上奋勇搏击。语重心长的嘱托，饱含深情的期许，鼓舞着广大青年在奋勇搏击中放飞青春梦想，书写伟大时代的青春华章。

实 践 践 行

2018 年，习近平总书记在全国教育大会上强调："要在培养奋斗精神上下功夫，教育引导学生树立高远志向，历练敢于担当、不懈奋斗的精神，具有勇于奋斗的精神状态、乐观向上的人生态度，做到刚健有为、自强不息。"

奋斗精神是民族振兴、社会进步的重要基石。高校要站在培养什么人、怎样培养人、为谁培养人的高度，通过各类媒体传播正能量，发挥先进典型的示范带动作用，充分挖掘社会大课堂的育人功能；完善思想政治理论课建设，强化艰苦奋斗实践教育、劳动教育，在校园营造奋斗精神文化氛围，发挥高校的主阵地作用，帮助大学生树立艰苦奋斗意识，养成艰苦奋斗的习惯，发挥自身的主体作用，成长为新时代的奋斗者。

# 志愿服务，我一直在路上

## ——记安徽医科大学研究生"十佳学术新星"孟佳林

"老师，我们舍不得您走！"湖南邵阳市洞口县罗溪瑶族乡的一名留守儿童拉住孟佳林的手说。2015年8月，应湖南长沙小善公益负责人邀请，孟佳林与伙伴们合作，为那里的少数民族留守儿童带去了"一星期夏令营"活动。他利用自己的专业优势，为那里的留守儿童讲授了"如何防止性侵犯意外"课程，受到了当地群众的一致好评。

孟佳林，安徽医科大学研究生院一附院泌尿外科2018级外科学博士研究生，美国罗切斯特大学访问学者，曾担任研究生志愿服务队负责人。读博期间，以第一作者/共同第一作者身份发表SCI论文10余篇，其中单篇最高影响因子为6.574，发表在欧洲生化学会会刊 *Molecular Oncology* 上。在前列腺癌研究方面，探究了前列腺癌免疫微环境影响肿瘤的分子分型、患者预后，及恩杂鲁胺治疗敏感性的相关内容。在慢性前列腺炎及前列腺增生研究方面，他研究得出安徽男性前列腺钙化灶的发生率为51.65%，并发现年龄、身高、BMI和血糖是影响前列腺增生的主要因素。基于以上研究成果，2020年孟佳林获评安徽医科大学研究生"十佳学术新星"。

自2011年起，他就开始关注和服务留守儿童群体，4年多来足迹遍布安徽、湖南、山东、江苏、浙江等地，服务留守儿童1500余人次，被评为2015年度校级"十佳大学生"，2016年度"安徽省优秀大学生"。

"第一次接触留守儿童的感觉真的很难忘，有兴奋，有紧张。"孟佳林说，"从小父母就教导我要多去帮助别人，加上自己性格也比较外向，愿意帮助别人，到了大学后，因为学的是医学专业，便觉得自己更有能力去做一些有意义的事。"

2011年，仅仅是大二学生的他，便主动加入了合肥市华益助弱服务中心——一所关爱农村留守儿童的公益组织。经过一番调查，孟佳林发现，我国城镇化进程迅猛，由于城市空间拓展，为农村闲置的劳动力提供了大量的就业机会，因此，有越来越多的农民工进城务工，实现他们的"淘金梦"。这便产生了农村留守儿童——我国社会转型期特殊的社会群体之一。留守儿童身上出现了很多由于各种无法解决的矛盾而导致的成长隐患。但是人们更多关注的是留守儿童的生活问题、学业问题以及与父母的亲情问题，而对留守儿童的性教育问题甚少关注。由于留守儿童对青春期的性知识了解太少，导致留守儿童被性侵害的事件频发。为了让孩子们学会怎样保护自己的身体不受侵害，孟佳林立刻行动起来，他先后前往合肥市、六安市的一些小学进行留守儿童现状调研并带去了卫生教育课程。

合肥市华益助弱服务中心的工作结束了，但孟佳林的"授课"之路才刚刚开始。看到了贫困地区的留守儿童对性知识的匮乏，孟佳林深有感触，从那以后，他总是积极参加关爱留守儿童的工作，用自己的力量去帮助更多的孩子。2013年9月，他成功地从全国300多名报名者中脱颖而出，被选中成为阿尔卑斯公司"有爱扑满课堂"公益活动华东站的志愿者，先后前往上海、江苏、山东、浙江、安徽5省市，为留守儿童带去了安全和卫生课程。

谈到教学，孟佳林说："我非常喜欢小孩子，支教之前也做足了准备，能给孩子们带去需要的知识，我非常高兴。再说，大学生支教可以成为城乡间的瞭望平台，传递山里山外信息的桥梁呢！"

作为一个有医学专业知识背景的研究生，孟佳林践行着当代大学生的责任。2015年9月至今，他服务于安徽太阳伞儿童慈善救助中心，利用自己的专业知识，为合肥的第六十一中、青年路小学、梦园小学、桂花园小学等多所学校的学生带去青春期课程，讲解青春期的身体变化、个人卫生以及人际交往。

"我做的每一件事，都不起眼，真说不出什么出彩的故事，但我还要脚踏实地，用心去做，坚持不懈。"这是孟佳林的行动理念。

一个医者光有为人民服务的愿望是不够的，还要有真才实学，有想法，才能真正助健康之完美，除疾病之痛苦。"扎实的医学基础是一个医生应该具备的基本素质，要用现有的知识去创造新的知识，即创新。没有金刚钻，不揽瓷器活。"孟佳林之所以敢冲锋陷阵，是因为他都准备好了。

"我经常向导师和其他老师请教，去完成自己的科研课题。"孟佳林说。2015年，第十届大学生职业生涯规划大赛暨创业大赛，他的创业作品《MCP养老护理服务中心》获得安徽省"创业之星"奖（铜奖）。2018年，他的"以我之名，守护童心——儿童性健康教育讲师"的职业规划参与了"苏滁现代产业园杯"第十三届安徽省大学生职业规划设计大赛暨大学生创业大赛获得安徽省金奖。

"中国是世界上唯一老年人口过2亿的国家。老龄人口的增多拉动了老龄人群服务需求的增长，当前针对老年人的产品及服务远远不能满足市场需求。老年人在生活照料、医疗卫生、康复护理等方面的需求不断增加，对传统家庭护理模式造成了巨大挑战。"孟佳林说："MCP是Medical Care and Pension的缩写，采用居家养老、医生上门服务、互联网一键就诊的模式，目标就是让老人不离开习惯的生活环境，就能享受到高质量的养老护理服务。我希望自己的这个想法能更好地让老年人安享晚年，我也会继续去帮助更多的人。"

孟佳林说，做一个好医生就要不断为患者提供更优质的服务。为了研究而研究，为了写论文而写论文，为了开刀而开刀，都未免失之肤浅；孟佳林坚信，医学学科、医疗技术的提升永远只是为了更好地服务于患者，服务于临床。

在孟佳林看来，一把筷子比一只筷子要更结实，"团队"对于志愿服务而言有着更为重要的意义。2015年10月，安徽医科大学研究生志愿服务队成立，一年来，安徽医科大学研究生志愿服务队在不断地成长，也取得了一定的成绩，更重要的是培育了一支凝聚力强、甘于吃苦、乐于奉献的队伍，搭建了研究生和志愿服务机构沟通的桥梁。而这个团队的核心和灵魂人物就是孟佳林。

孟佳林有很多"粉丝"，那种因爽朗、幽默和率真而充满张力的性格，干脆、果断、雷厉风行的行事风格，工作认真踏实，以及在志愿服务领域取得的成就，让了解他的同学们都很崇拜他。

一位听过孟佳林课的志愿服务小队成员回忆说："他上课很有激情，讲课非常有条理，思维清晰，课堂讲解有逻辑，语言生动，能把复杂的卫生性教育简单化，符合小孩子的理解能力。与此同时，他还能调动学生主动思考，会和学生一起讨论，把故事和实际生活相结合。最重要的是，他能让孩子们真正学会保护自己，知道学习青春期卫生教育课是为了什么。"

"我国古代医圣孙思邈曾言：'凡大医治病……先发大慈恻隐之心。'同情疾苦、救死扶伤、尊重生命乃医家之本分，医德之精髓，人道之情怀。我之前听过一个演讲，记住了一句话：'医学的目的不是让病人变得更好，而是让病人感觉更好。'志愿服务，我会一直在路上。"孟佳林如是说。

（本文发表于2016年11月3日，有改动）

案 例 点 评

志愿服务是汇集社会资源、激发社会活力、扩大社会参与、创新社会治理、维护社会稳定、促进社会和谐的重要力量，是培育时代青年、增长自我才干、传递社会关爱、促进社会文明的有效途径，也是进行社会主义核心价值观引领的重要思政平台。孟佳林就是这样一个致力于志愿服务的新时代大学生，他参加了多个志愿者组织，利用所学，积极投身公益服务，先后前往5个省市为留守儿童讲解安全和卫生课程。与此同时，长期的志愿服务也让孟佳林实现了更好更全方位的成长，在认认真真参与志愿服务，踏踏实实做好社会实践中，实现了专业学识、思想境界和家国情怀的突破与蜕变，在奉献中彰显了自身价值，找到了人生的目标，成就了更好的自己。

思 政 元 素

志愿精神指一种互助、不求回报的精神，它提倡"互相帮助、助人自助、无私奉献、不求回报"。

联合国前秘书长科菲·安南在"2001国际志愿者年"启动仪式上指出："志愿精神的核心是服务、团结的理想和共同使这个世界变得更加美好的信念。从这个意义上说，志愿精神是联合国精神的最终体现。"这句话指出了志愿精神的本质，表达了人们对志愿服务的由衷赞美。1993年，团中央发起实施中国青年志愿者行动。1994年12月5日，胡锦涛在中国青年志愿者协会成立大会的贺词中指出：

"使奉献、友爱、互助、进步的青年志愿者精神在青年一代中发扬光大。"当前，"奉献、友爱、互助、进步"的志愿精神已广泛为社会所接受。

2019年，习近平总书记在中国志愿服务联合会第二届会员代表大会召开之际发来贺信指出："希望广大志愿者、志愿服务组织、志愿服务工作者立足新时代、展现新作为，弘扬奉献、友爱、互助、进步的志愿精神，继续以实际行动书写新时代的雷锋故事。"志愿服务是现代社会文明进步的重要标志，是加强精神文明建设、培育和践行社会主义核心价值观的重要内容，应当大力引导青年学生在志愿服务中受教育、长才干、做贡献。

实 践 践 行

新时代，青年已经成为当代志愿者的中坚力量，是志愿精神最好的弘扬载体。大力弘扬志愿精神，着力培养志愿服务意识，着力壮大志愿者队伍，着力完善志愿服务体系，着力建立志愿服务社会化运行模式，推动志愿服务有一个新的更大发展，使全体大学生成为青年志愿者，使更多的青年志愿者成为雷锋精神的传承者，成为良好社会风尚的倡导者，成为社会主义道德的实践者，成为社会主义精神文明的传播者，充分发挥志愿服务的育人功能。

学生志愿服务组织方式包括学校组织开展、学生自行开展两类。学校组织学生参加志愿服务，应充分尊重学生的自主意愿，按照公开招募、自愿报名（未成年人需经监护人书面同意）、择优录取、定岗服务的方式展开，切实做好相关指导、培训和风险防控工作。学校应结合实际，制订学生志愿服务计划，有计划、有步骤地组织学生参加志愿服务。

　　习近平总书记多次给志愿者团队回信并就志愿者工作发表多次重要讲话，肯定了广大志愿者真诚奉献、无私无畏的精神，也提出了殷切期望，希望广大志愿者、志愿服务组织、志愿服务工作者立足新时代、展现新作为，弘扬奉献、友爱、互助、进步的志愿精神。

# 松楠无惧东风，吾辈勇攀高峰

## ——记皖南医学院2019届清华大学直博生张忠楠

静心沉淀探索专业内涵，科研直博寻求广阔发展。在充满机遇与挑战的道路上，他砥砺前行，在科研中实现了自我，在直博的道路上绽放异彩。一路走来，他不畏世俗的平凡，静心沉淀，专注科研；珍惜每一次机遇，不断迎接挑战。他就是皖南医学院医学影像学院2014级医学影像学专业学生张忠楠，获得北京大学、清华大学和北京生命科学研究所联合培养博士研究生项目的录取，于2019年入学从事神经科学相关学科的学习和研究。

## 不畏平凡勤思索，静心沉淀求学问

2014的6月，张忠楠拿到了大学录取通知书。望着"皖南医学院"几个大字，他的生命仿佛出现了一条栈道，平坦却又平淡——正如他的父亲告诉他："选择这个专业就是一个铁饭碗。""医学影像学"仿佛一眼就能看清人生的方向，然而未来清晰可见的安稳生活，却并非张忠楠所渴望的。面对人生这条崭新的栈道，张忠楠并没有急于迈出决定人生方向的第一步，而是选择静心沉淀，打下基础。

来到大学，张忠楠仍保持着高中时的学习习惯，相比于在游戏中浪费时间，他更愿意多花一些时间在学习知识上。"知识是用来活学活用的",一本本难啃的医学专业书,让多少人心生怯意。而在张忠楠看来,学习更像是一场冒险旅行,所得所悟更像是野外生存的战利品。独有的学者般的沉静与笃定,让他保持着雷打不动的自习习惯,多次获得校级奖学金。学习知识、汲取养分仿佛已经是他的一种生存本能。学习之外,阅读更成为他大学生涯里的一部分,面对无边的知识的海洋,图书馆便成了他最好的靠岸点。在这里,他可以自由地航行于书籍文献的海洋,无畏生命的平淡,在思想的灵动与飞跃中寻找人生栈道的答案,自然与哲学的火花在他的心头灼烧着,为梦想的开花结果灌溉出了一片肥沃的土壤。

机会总是格外垂青有准备的人。正是因为张忠楠学习上的努力与踏实,让他得到了辅导员的"另眼相待"。周末接到来自辅导员推荐进入"启明星小组"的电话,几乎改变了这个大男孩的整个大学生涯。当他自己还没反应过来时,"科研"就像是被一股神奇的力量推到了他面前。

现实生活中,有的人迷惘于生命的变幻莫测,有的人失望于生命的平淡无奇,而张忠楠却能在这条平凡之路上摸索出属于他的方向。

## 初始平凡真面目,潜心修炼做科研

2015年8月,进入"启明星小组"成为张忠楠大学生涯最大的转折点。张忠楠常常开玩笑说自己是"天选之子",在不乏优秀者的皖南医学院学子中,幸运地来到了科研实验室从事科研方面的学习。然而这份幸运却是实力与努力的最好写照,是不甘于平凡的勇气的最好馈赠。面对这份来之不易的幸运,张忠楠格外珍惜。

"除了平时的吃饭、睡觉和上课外,其他时间几乎都待在实验室，熬夜是家常便饭。"为了做实验，张忠楠可以不眠不休地在实验室待上一整夜。张忠楠经常因收集电生理实验数据而一次次尝试到半夜，甚至有时候因为回寝室太晚而被门卫拦下。忍受着孤独和反复实验的煎熬，张忠楠在实验中"苦中作乐"，忘记时间的飞逝，专注于实验本身，耐住寂寞与荒芜，在科研的路上踽踽前行。

除了耐住寂寞做科研，张忠楠更是在不畏失败和质疑精神中坚强成长。"一个人如果从头到尾没有失败，那么也无法真正理解和珍惜最终的成功。"在建立抑郁症模型时，查遍文献的张忠楠尝试多种方法都无法获取老鼠的准确行为模式，在科研瓶颈前，张忠楠没有气馁，而是继续查阅大量文献和科学理论资料，进行比对操作和资料分析，经过一番资料的考究和对相关理论知识的研究，他开始试着改变一般文献的给出的环境条件，最终检测到老鼠的准确行为模式，为几个月来的辛苦努力交上了满意的答卷。"我们不能像一个技术工一样，光看文献不动脑，在我们失败的时候，应该去分析失败的原因，发现问题所在并去及时解决它。"张忠楠如是说。

在汪萌芽教授等老师的指导下，他先后参与两项省级大学生创新创业训练课题（"抑郁症相关核心脑区的神经网络振荡观察""血氨升高对大鼠辐射热痛觉时反应量-效关系的影响"）的研究。从此，坚持实践出真知的探索性学习理念，开展科学探究实验成为他在校学习生活的主旋律。张忠楠曾先后向2016年世界生命科学大会和2017年中国神经科学年会投递了英文论文摘要（"Effects of Nociceptive Stimulation on Neural Network Oscillation from Dorsal Agranular Insular Area and Basolateral Amygdala in Rats"和"Effects of Tail Pinch on Neural Network Oscillation of Core Nuclei Related with Depression"），并通过英文墙报的形式与参会的专家学者进行学术交流。随后，张忠楠又在安徽省神经科学年会上作了题为"伤害性刺激对抑郁症大鼠相关核心脑区神经网络振荡的影响"的学术报告，并获得大会颁发的优秀论文奖。2017年暑假，张忠楠不惧与国内顶尖高校优秀大学生的竞争，申请并顺利通过了清华大学-北京大学生命科学联合中心的选拔，获得了去清华大学神经与认知暑期班学习的机会，并在学习期间表现优异，获得了周专教授的高度赞扬。2018年，张忠楠以第一作者身份将部分实验结果撰写成论文《夹尾刺激对大鼠背外侧前额叶和杏仁核神经网络振荡的影响》，发表在《皖南医学院学报》上。

走在这平凡的栈道上，一颗不甘平凡的心始终在为栈道外的风景跳动着。耐住寂寞，才赏得了这万千芳华；不畏失败和敢于质疑，才能让险峻的科研之巅开出成功的花儿。

## 不甘平凡再启航，直博清华终无憾

"机会是人主动争取创造的，而当机遇来临时，你要有足够的实力去抓住它。"正如张忠楠所说，在实验课题取得一定进展后，他迫切地想要再看看这个世界的样子。通过一番毛遂自荐，张忠楠分别参加数场省级、国家级甚至世界级科学大会。一次次的参会经验让他开阔了视野，意识到这个世界的广阔，自己更不能局限于一方天地。当看到数十位诺贝尔奖得主齐聚一堂在座谈会上侃侃而谈时，他决心继续把目标定高，一颗不甘平凡的种子就此萌发。凭着"初生牛犊不怕虎"的勇气，张忠楠踊跃参与大会，向世界生命科学大会投递英文论文摘要并在安徽省神经科学学会上作口头报告。

丰富的科研经历让张忠楠更加自信，借着这股自信的东风，张忠楠尝试申请了由北京大学-清华大学生命科学联合中心举办的神经与认知暑期班，并由此决定走上直博之路。在做了直博的决定后，张忠楠就开始收集相关资料，从"CLS"（生命科学联合中心博士研究生项目）到"PTN"（北京大学、清华大学和北京生命科学研究所联合培养博士研究生项目），从神经专业的知识到每一位教授的名字、所研究的课题，张忠楠做足准备，抓住每一个细节每一个机会，为直博成功而蓄力。尽管在直博的过程中也曾受到家人的反对，认为"搞科研太辛苦，做一个影像医生挺好的"，但张忠楠坚持不懈的精神最终打动了父亲，放手让他为自己不甘平凡的人生搏一搏。在与国内众多985高校的优秀学子竞争的巨大压力下，张忠楠最终获取了"PTN"项目的录取资格，直博清华大学，为他平凡的人生写下了不平凡的一笔。

"梦想是一种号召力，你一定要知道自己想要什么，要慢慢定目标一步一个脚印地去实现它。"这是张忠楠想要送给那些同样不甘平凡的学弟学妹的话，也是一直以来他对自己的要求。回首间，仍记得图书馆内静心沉淀学习的时光，仍记得那埋头苦干搞科研的日子，历经平凡到不甘平凡，张忠楠，用那最朴素的平凡和不甘平凡的心，走上了人生更广阔的舞台，书写下了生命里不平凡的一笔。

（本文发表于2018年9月30日，有改动）

案 例 点 评

"梦想是一种号召力，你一定要知道自己想要什么，要慢慢定目标一步一个脚印地去实现它。"张忠楠同学找到了适合自己发展的成功道路。有梦想，就有目标指引，也要有伯乐的发现和培养，确定目标后，就要有"初生牛犊不怕虎"的勇气，再加上脚踏实地一步一个脚印朝着目标奋勇前进，把发现问题和解决问题作为试金石，就能走上人生更广阔的舞台。

思政元素

坚定的理想信念，坚实的步伐是通往成功的阶梯。俗话说："三百六十行，行行出状元。"学医苦，学医累，但真正努力学习，坚定理想信念，我们都能取得优异的成绩。党的十八大以来，强调尊重人才、崇尚劳动、尊重劳动者，号召全社会大力弘扬劳模精神，让诚实劳动、勤勉工作蔚然成风。作为一名医学院校的大学生，要想在百舸争流、千帆竞发的洪流中勇立潮头，在不进则退、不强则弱的竞争中赢得优势，在报效祖国、服务人民的人生中有所作为，就要孜孜不倦学习、勤勉奋发干事。

实践践行

在张忠楠等同学的榜样示范下，2021年皖南医学院捷报频传：临床医学院2021届临床医学专业毕业生共676人，其中647人报名参加硕士研究生考试，最终350人达线，达线率为54.09%，录取280人，录取率达43.28%。达线率和录取率均创历史新高，录取高校包括北京大学、清华大学、北京协和医学院、上海交通大学、复旦大学等。其中，2016级临床医学专业1班、2班、6班、7班、11班等五个班级考研录取率均达到班级人数的50%以上。在榜样的昭示下，皖南医学院坚持落实立德树人根本任务，全面推进落实"三全育人"工作目标，不断创新育人模式，着力提高人才培养质量，加强"学校、学院、班级、宿舍"四级培养模式，开展多种形式学习经验交流会，积极为学生创造良好的学习环境，营造浓郁的学习环境，有针对性地为毕业生考研提供指导和帮助，帮助学生明确目标，树立信心，舒缓压力，为学生发展保驾护航。

# 携笔从戎固国防，矢志军营守初心

## ——记皖南医学院2017年参军入伍学生任众迎

　　每个人的青春都有着特定的符号，每个人的青春都有着不同的颜色。有这样一群青年人，他们来自五湖四海，携笔从戎，应征入伍，为国家佩剑，为国家统一、富强而奋斗，让青春在献身国防军队建设的神圣事业中闪出光彩。

　　以梦为马，不负韶华，砥砺前行。任众迎，皖南医学院2018级口腔医学专业的一名大学生，参军入伍一直是他心中的梦想。2017年9月，他响应国家的号召，携笔从戎，去军营锻炼自己、到部队建功立业，他说："我这辈子做的最正确的人生选择，就是选择了参军，携笔从戎是当代大学生的梦想和使命。"

　　初入军营，他深知，军旅生活虽然艰辛，但能够磨炼吃苦耐劳、坚忍不拔的意志，培育军人的英雄气概。自己的一言一行，不仅代表个人，更代表皖南医学院学子的形象。他暗下决心，一定要不畏艰难，发扬一不怕苦、二不怕死的奋斗精神，在光荣的人民军队里施展才华，在军营这个大熔炉里淬炼成钢，书写青春篇章。

　　训练场上，他头顶烈日，刻苦训练，任汗珠滑过脸颊，汗水湿透衣背，依然目光如炬，身姿挺拔。任众迎坚信，平时多流汗，战时少流血。休息时间，对不熟悉的科目，他会主动找班长加练，在班长的耐心指导和自身刻苦努力下，他的体能和队列素质进步很快，并在宜阳训练场新兵结业典礼上获得"训练标兵"光荣称号。

## 以文铸魂，建功军营燃热血

军队之脊，以文塑之；军人之魂，以文铸之。强军文化，需要冲锋陷阵的血性，更需要滴水穿石的柔劲。在操课训练之余，任众迎不忘军事业务和文化知识的学习，积极参加连队文化活动，在"颂歌给党听"主题朗诵比赛中获得一等奖。通过不断的理论学习，他渐渐明白了习近平总书记训词中"火箭军是我国战略威慑的核心力量，是我国大国地位的战略支撑，是维护国家安全的重要基石"的深刻含义，深深体会到作为火箭军一员所肩负的使命和任务，内心的自豪感油然而生。他和战友们相互鼓励，不辜负祖国和人民的重托，苦练杀敌本领，时刻准备战斗，确保拉得出、打得赢。新兵连三个月，虽短暂却满是回忆，他收获了亲密的战友情、强健的体魄、顽强的毅力和不屈的斗志。当踏上离别的火车那一刻，望着那"流血流汗不流泪、掉皮掉肉不掉队"的训练场，他心中满是不舍，泪如雨下。

## 坚守初心，迎难而上担使命

离开训练场，任众迎带着他的从军梦和报国心翻山越岭来到了军营。由于高原缺氧，他很不适应，失眠，乏力，食欲不振，再加上高强度的军事任务，他显得有些吃不消，但是他没有放弃。"作为一名中国人民解放军，在再大的困难和考验面前，依然要发挥军人不怕苦、乐于奉献的精神，奋勇向前，绝不向困难低头。"任众迎暗自较劲。在班长的帮助和指导下，他掌握了科学的训练方法，并及时调整心态，很快便以饱满的精神状态投入营队建设中。

向大山报到忠于使命，与大山为伴热爱阵地，让大山见证岗位建功，为大山喝彩无上荣光。"我们要牢记习主席嘱托，做新时代的好战士，当新时代的撼山人。"他自豪地说。

## 勇挑重担，大山深处立功勋

每一座大山都记录着可歌可泣的故事，每一条坑道都是净化灵魂的热土。天色刚泛白，任众迎和战友们沿着颠簸的山路来到了施工作业现场，在这里，他们要完成导弹坑道的人工爆破和掘进工作。任众迎严格按照"有灵魂，有本事，有血性，有品德"四有革命军人的标准要求自己，助力祖国的国防坑道建设。他认真地做着测绘，不敢有一丝马虎，生怕错了点角度，影响工程的质量；他虚心向老兵请教，与班长沟通交流。为了快速提升业务能力，他不断压缩休息时间刻苦钻研，把他的青春热情挥洒在大山深处。2018年底，他获得"部队优秀义务兵"光荣称号，并多次获得"阵地工程建设先进个人"荣誉称号。

他勇挑重担，多次主动请缨承担繁重的任务。奋勇争先，是他和战友们的常态。难啃的骨头他来，难做的任务他来。怀着报效祖国的初心和光荣使命，他始终对导弹坑道的建设保持高涨的热情。他深深地意识到国防坑道的建设不仅关系到国防的稳固、战场指挥信息中枢的通达，关系到导弹升空的顺利与否，更关系到国家安危。打赢是最大的忠诚，正是靠着红色精神的传承，才形成了火箭军工程部队的英雄气概和英勇顽强的战斗作风。

退伍不褪色，退役不退志。时光荏苒，转眼他已经离开部队，无论是身在军营还是回到学校，他都将继续发挥中国人民解放军的优良品质，秉承"精医、尚德、求实、自强"的校训，发扬"艰苦创业、求实自强、奉献社会"的皖南医学院精神，刻苦学习专业知识，提高实践能力，为社会经济的发展贡献青春和力量。

（本文发表于2020年6月19日，有改动）

## 案 例 点 评

现在，大批心怀"从军梦""报国梦"的青年学子投身火热军营，通过军队的磨炼，他们不再与坚强隔绝，拥有了军人气质。军队的锻炼环境具有特殊性，它培养人的坚强意志和爱国精神。同时，军营的经历能增强学生的荣誉感，让学生感受前辈军人英勇善战无畏的牺牲精神，培养历史责任感。参军入伍一直是任众迎心中的梦想。2017年9月，他响应国家的号召，携笔从戎，去军营锻炼自己，到部队建功立业。训练场上，他头顶烈日，刻苦训练；在军营里，他助力祖国的国防坑道建设，深深地意识到国防坑道的建设不仅关系到国防的稳固、战场指挥信息中枢的通达，关系到导弹升空的顺利与否，更关系到国家安危。退伍回到学校后，他继续发挥中国人民解放军的优良品质，刻苦学习专业知识，提高实践能力，为社会经济的发展贡献青春和力量。

## 思 政 元 素

习近平总书记曾在多个场合强调"中国精神"，实现中国梦必须弘扬中国精神。这就是以爱国主义为核心的民族精神，以改革创新为核心的时代精神。这种精神是凝心聚力的兴国之魂、强国之魂。中国军人始终是中国精神的重要创造者、践行者和传播者，中国军人的样子很多时候就是中国精神的名片。中国军人所展现的价值理想、精神境界和英雄壮举，都让全世界更加理解了到底什么是中国精神，中国精神对于中华民族乃至世界究竟意味着什么。中国梦引领强军梦，强军梦支撑中国梦。在世界新军事变革飞速发展、国家安全局势日趋复杂、强军兴军面临众多挑战的今天，中国军人只有继续弘扬中国精神，以强军力量夯实中国力量，才能在中华民族复兴崛起的伟大征程上肩负起时代使命、创造新的历史辉煌。

## 实 践 践 行

　　青年是国家的希望，"青年兴则国家兴，青年强则国家强"。大学生是我国青年的优秀群体，应该承担起推进国防现代化建设这一历史使命。保卫国家安全，维护祖国统一，是我军的根本宗旨。从地方大学里征集在校大学生入伍对推进国防现代化建设大有好处。现在，我军正逐步加强质量建设，实行科技强军，随着军队现代化建设的发展，大批新型武器装备部队，不仅需要高素质的军官，同时需要文化素质较高的士兵去操纵和维护。所以，征集一定数量的大学生入伍，对优化部队士兵的文化结构，对适应军队知识密集、技术先进的需要，对加快我军科技强军、走精兵之路都有着十分重要的意义。与此同时，征集在校大学生入伍也是实现大学生个人成长进步的需要。部队是所大学校，军营是个大熔炉。接受部队的教育和锻炼，普通的青年学生将成为国家的栋梁之材，通过学习军事著作，接受革命教育，理论水平和工作能力将有质的飞跃。

# 扎根边疆热土，绽放青春之花

## ——记皖南医学院2019届扎根边疆优秀毕业生李冬娜

李冬娜，女，中共党员，1996年1月出生，2019年7月毕业于皖南医学院护理学院护理学专业，大学期间，先后荣获国家励志奖学金、校学业优秀奖学金和"互联网+"大学生创新创业大赛三等奖等荣誉。现任职于新疆维吾尔自治区和田地区皮山县木吉镇尕孜恰喀村，担任村干部及党委委员一职。

### 响应号召，让青春之花绽放在祖国最需要的地方

和许多护理专业的毕业生一样，在2019年3月之前，李冬娜的理想就是做一名医术精湛、救死扶伤的"白衣天使"。因此，大学期间，她勤奋学习、积极上进。作为一名中共党员，年年拿奖学金，荣获"优秀毕业论文"奖。重症辅修及长达几个月的ICU实习经历，让她足够自信。她坚信，只要努力，一定能够成长为一名优秀的急危重症护士甚至护理专家。但毕业前，和田地区到内地高校选拔优秀毕业生的一次党员座谈会，改变了她一生的命运，让她确定了未来工作的方向——响应党和国家号召，扎根基层，支援西部，到祖国的边疆，让青春之花绽放在祖国最需要的地方，用青春书写无愧于时代、无愧于历史的华彩篇章。

# 扎根基层，以实际行动践行初心使命

不一样的地方，坚守着同样的初心；不一样的岗位，肩负着同样的使命。2019 年 7 月 28 日，她踏上了西行的火车，三天三夜，感慨颇多，看着窗外的景色由翠绿到枯黄再到沙漠戈壁的一片荒芜。在此之前，她只在地理教科书上看到过新疆的风景，此番景象怎能是用几张照片所能替代的呢？不亲身经历一番，靠想象是无法领略戈壁沙漠的美的！从惊奇于西部沙漠的广阔、异域的民族风情，再到感叹在如此恶劣环境下生存了如此之久的人民群众坚忍不拔以及与环境和生活抗争的毅力。这些，都让她重新认识了祖国的边疆，更加无悔于最初的选择。三个月的培训期满后，她选择了皮山县，来到了木吉镇。

心之所向，素履以往，再苦的地方也要扎下根。皮山县是和田地区最偏远的县城，处于新疆的南缘，南邻昆仑山脉，北边就挨着塔克拉玛干沙漠。这里成为李冬娜启航"青春梦想"的地方。刚到基层时，难免有些手足无措，然而现实不容你等待，刚到乡镇不到一周，她就被抽调到全镇扶贫大摸排工作中，四十多天时间，跟着由各个部门抽调组成的摸排组早出夜归，走访了全镇 19 个村（社区）8000 多户农牧民群众，收集了解信息、查看两不愁三保障情况、核算收入和低保、帮助未就业人员沟通联系就业等，在一项项琐碎的工作里，她很快融入了基层这个大家庭，维吾尔族人民用他们独有的热情接纳了她，让她完全没有了远在他乡的那份孤独感。

## 主动请缨，发挥特长争做抗"疫"一线"急先锋"

入职第三个月，迎来了农历新年，李冬娜选择了和部分同志在乡镇留守，将回家团圆的机会留给已经很久未归家的老同志们。突如其来的疫情，打破了她年后回家陪父母过元宵节的计划，大年三十的夜里，木吉镇立即响应疫情防控警报，成立了镇疫情防控指挥部，春节期间，半数以上的同事休了探亲假。疫情防控工作刻不容缓，因李冬娜是学医出身，还是一名党员，自然有着义不容辞的责任，她立马报名成为其中的一员，开始了在指挥部24小时值班备勤的工作。摸排比对返回人员动态、卫生院发热门诊设置规范化、消杀工作培训、传染病防治知识宣传等，传递信息，落实任务，每个环节都不敢有丝毫懈怠。对于南疆地区较为薄弱的医疗救助条件来说，只要出现一例病例，那就是致命的。经过全镇上下基层工作人员、医务工作者等人两个多月的努力，当地的疫情防控工作取得了阶段性的胜利，3月初开始了重点领域逐步复工复产，3月23日中小学有序复课。"功成不必在我，功成必当有我"，作为基层防疫工作人员中的一员，李冬娜非常自豪在这场疫情防控阻击战中奉献了一份自己的力量。

## 迎难而上，为决战决胜脱贫攻坚贡献青年蓬勃力量

5月底，李冬娜收到了上级组织部门的任命，6月1日要到脱贫验收的尕孜恰喀村任职。尕孜恰喀村是全镇人口户数最多的村，2020年还有一百多户建档立卡贫困户要脱贫摘帽，脱贫任务重、工作压力大，党委选中了她，是相信她的能力，也给了她很大的压力，

但是她坚信自己能够走到群众中去，与当地的驻村工作队一同向最后的贫困发起总攻，圆满完成脱贫攻坚任务，在基层绽放自己的光彩。

"青春由磨砺而出彩，人生因奋斗而升华。"基层工作虽然是平凡的，但青春奋斗的激情是火热的。到村任职的工作经历将是李冬娜新的起点，她一直坚信，在苍茫的和田大地，从来没有什么捷径可取，只要俯下身，沉下心，用双脚去丈量，用双手去创造，一定能用青春的力量踏出坚实的道路，把荒芜大地开辟成希望的绿洲！

（本文发表于2020年6月16日，有改动）

案 例 点 评

西部计划志愿者是一个带着些许理想主义情怀的群体。这种情怀是想去基层锤炼自己的意志和能力，去基层实现自己的人生价值。李冬娜响应党和国家号召，扎根基层，支援西部，到祖国的边疆，扎根基层，以实际行动践行初心使命。在疫情期间，她主动请缨，勇当抗"疫"一线的"急先锋"，在疫情防控阻击战中奉献了自己的一份力量。在脱贫攻坚战中，她迎难而上，圆满完成脱贫攻坚任务，在基层绽放自己的光彩。李冬娜让青春之花绽放在祖国最需要的地方，用青春书写无愧于时代、无愧于历史的华彩篇章。

思 政 元 素

大学生志愿服务西部计划（简称"西部计划"）是经国务院常务会议决定，由共青团中央、教育部、财政部、人力资源和社会保障部共同组织实施的一项重大人才工程。项目自2003年实施以来，已累计招募33万余名高校毕业生和在读研究生，到中西部基层开展志愿服务工作。"青春由磨砺而出彩，人生因奋斗而升华"，全国各地成千上万的高校毕业生在最美的青春年纪毅然选择投身祖国边疆建设，用奋斗绘就青春底色，把热血挥洒在边疆，用实际行动唱响"到西部去、到基层去、到祖国和人民最需要的地方去建功立业"的时代旋律。正如雷锋同志所说："人的生命是有限的，可是为人民服务是无限的，我要把有限的生命，投入到无限的为人民服务中去。"我们接受了祖国和人民的教育，那就应该用我们所学的知识去服务和造福人民，为了人民的幸福安康和中华民族的伟大复兴而努力奋斗。扎根基层，支援西部，是对社会主义时代精神的弘扬和体现，是一种自我牺牲的品格、奉献敬业的境界、高度的社会责任感以及对社会进步的执着追求。

实 践 践 行

每个人都有自己的理想和追求，都有自己的梦想。大学毕业，人生第一粒扣子怎么扣，青春时代的路怎么走，这是许多即将毕业的大学生面临的一个重大选择。基层是最能锻炼人的地方，基层是社会的缩影，事务很繁琐，桩桩件件事情都得亲力亲为，事情虽然细微，有的甚至不起眼，但每件事都关系到人民群众的切身利益，关系到党和国家的大政方针。年轻人到基层面对各种矛盾和挑战，最能磨炼人，最能成就人，选择基层是打开青春之门的最好方式。青春时代，选择了困难就是选择了担当，基层这块热土最能锻炼人，只有"下得去"，本事才能"上得来"，干事才能"拿得起"。在我们身边，有千千万万的先锋模范，毕业后放弃了去大城市的机会，毅然投身基层。他们懂得，基层的路有多难，寂寞的距离有多长；他们也懂得，基层胸怀有多广，群众的认可有多暖心；他们更懂得，自己肩上扛的，不只是基层民众的期盼，更是一个民族的未来与希望。把基层工作当作一种"过渡"的想法不可取，选择了基层就要真心投身基层，扎根基层。

# 自强自立，感恩前行

## ——记皖南医学院2016年"安徽省十佳大学生"刘然

刘然，女，共青团员，皖南医学院药学院制药工程专业2015级本科生。她爱笑，爱漂亮，喜欢激情和充满挑战的生活，与人交谈时认真诚恳，给人大方稳重、活泼开朗的印象，她的乐观自信让人看不到一丝饱受病痛折磨的痕迹。凭借其坚忍不拔的精神与超出常人的努力，她正在皖南医学院这一方小天地中唱响自己的励志之歌。她被评为2016年"安徽省十佳大学生"，并获2016年"中国大学生自强之星"提名奖，第十二届中国大学生年度人物入围奖。

## 身残志坚，自强不息——她是乐观向上的医学生

2015年9月，大学新生报到的第一天，大家对这个眼神里充满憧憬、身高不足1.3米、坐着轮椅的小姑娘充满了疑惑。她就是刘然——一名先天性成骨不全症患者。

先天性成骨不全症患者被形象地称为"瓷娃娃"，只要一点轻微的碰撞，他们的骨骼就会像瓷器一样裂开。对普通人而言再正常不过的"行"和"动"以及自立生活，对他们来说却显得那样艰难。刘然的生活一直不易。从小到大，只要一摔倒必然会骨折，时间久

了，甚至连打喷嚏都会觉得害怕。她的大腿就是在五年级的时候硬生生断裂成两截，至今仍靠钢板固定着。由于长期坐在轮椅上缺乏运动，肾结石等各种伴随而来的并发症从未离开过她，大大小小的手术不知经历过多少次。很难想象，这样一个弱小的女孩子是怎样一步一步经历这些难言的痛楚的。与身体的病弱相反的是刘然心灵的强大，所有的痛苦都没有打破她对这个世界的美好期盼。她在轮椅上不仅学会了自理，而且还学起了笛子，写起了散文。支撑着她的，不仅是面对苦痛的不服输，更是对生活的乐观态度。

## 顽强拼搏，奋勇争先——她是刻苦钻研的学习楷模

也许是从小就出入医院目睹过医生救死扶伤的情景，刘然对医生这个职业充满了崇高的敬意。一直以来，刘然的梦想就是能够迈入医学殿堂的大门，实现自己心中的医者梦。当她得知自己被皖南医学院录取时，她坚定地对一直以来在身边陪读的妈妈说："不管有多大困难，我一定要去上学！"

穿上白大褂的那一刻，她坐在轮椅上那样地兴奋，那样地开心。医学院的课程非常紧张，当其他同学还在抱怨大学比高三还累时，她却十分珍惜每一次学习的机会。学习药学导论，她会提前搜集各种资料，当其他同学觉得枯燥无味时，她却充满激情，和老师们一起探讨药学的发展史。学习化学，她会把实验思路梳理得清晰明了，在小组团队实验中充当主力军。但生活有时就喜欢和她开玩笑，病痛前脚跟着后脚。由于坐轮椅上厕所不方便，她就尽量少喝水，然而这样导致她再次患上了肾结石，不得不再次躺在病床上接受治疗，纵使上天给她种种苦难，她依旧不屈不挠。世界吻她之痛，她报之以歌。治疗好后，她立马重新返回了校园，为了弥补落下的课程，

无论刮风下雨，还是天寒地冻，她从未因为身体问题缺课，图书馆、自习室、教室里，随处可见她埋头苦学的背影，她的专业课成绩每门都是班级前三名。

不仅如此，她还是爱看书的小女孩。去她的宿舍，可以看到书桌上堆起的小山似的书。同学们都称刘然为名副其实的学霸，她不好意思地说："我只是比其他同学多用心了一点点，其实只要用心，人人都能当'学霸'。"

## 怀揣感恩，爱心接力——她是青春正能量的典型代表

在同学们的眼里，刘然是个乐于奉献的可爱姑娘。她从来不因为身体原因而疏离集体。相反，学院里组织的各类活动，她都积极参与，身体力行。校团委举办的寝室文化大赛，她和室友们一起编排了手语《感恩的心》，节目获得一致好评，一举获得一等奖。校运动会上，她虽然腿脚不便，但一定会在看台上和同学们一起为选手加油。2016年暑假她参与"皖医医疗服务行"志愿服务队，足迹遍及安徽合肥、阜阳、临泉等多个市县，她所在的服务队开展了数场涉及社会调研、医疗卫生服务、社会公益宣传等方面的实践活动，取得了良好的社会反响和效果，并获得校"暑期优秀实践团队"的荣誉称号。2016年9月，她跟随药学院"秋葵子"志愿服务队前往芜湖市弋江区儒林西苑社区，开展志愿服务活动。2016年10月，她和同学们在芜湖市马塘养老院开展了以"温暖马塘，关爱老人"为主题的志愿服务活动。2016年，刘然参加社会公益、医疗卫生等方面的志愿服务活动共计20余次。

赠人玫瑰，手留余香，助人即助己。在公益的道路上，刘然一路前行，一路温馨。她说："一路走来，是社会、是老师、是身边的

同学给了我很多有形和无形的帮助，才让我走到了今天，所以我要把这份爱继续传递下去，最终报效社会。"

刘然，这个被上帝亲吻过的天使，这个相信"那些在生活经历中学会了忍受痛苦而不为痛苦所折服的人才是幸福的"坚强女孩，正在用自己的努力、坚强、乐观，一步一步在成长的道路上"奔跑"。是的，在人生的旅途中，"站起来"不一定是一种行走方式，它更是一种人生态度！

（本文发表于2017年4月30日，有改动）

案 例 点 评

2018年5月11日，国家卫健委等部门联合制定了《第一批罕见病目录》，成骨不全症被收录其中。成骨不全症，又称成骨不全、脆骨病、先天性发育不全、瓷娃娃、原发性骨脆症、骨膜发育不良。患儿易发骨折，轻微的碰撞也会造成严重的骨折，是一种罕见遗传性骨疾病，发病率约十万分之三，发病男女的比例大约相同。自幼患先天性成骨不全症的刘然，无法行走，生活上一直需要照顾，虽然上天没有给她触碰大地的机会，但她从来没有放弃过自己的梦想，一直脚踏实地，砥砺前行。曾先后获得合肥市"三好学生"、包河区"三好学生"、校"三好学生"、校"行为规范标兵"等荣誉。大学期间，获校十佳大学生、寝室文化节"寝室才艺风采大赛"一等奖、院级"自强之星"等荣誉。她在轮椅上不仅学会了自理，而且还学起了笛子，写起了散文。支撑着她的，不仅是面对苦痛的不服输，更是对生活的乐观态度。在大学期间，她从未因为身体问题缺课，图书馆、自习室、教室里，随处可见她埋头苦学的背影，她的专业课成绩每门都是班级前三名。自强不息，身残志坚，知恩图报，是我们广大青年学生学习的榜样！

思 政 元 素

刘然同学就是我们身边的"张海迪"，是中国新时代的保尔。张海迪说："我像颗流星，要把光留给人间。"她怀着这样的理想，以非凡的毅力学习和工作，唱出了一首生命的赞歌。在刘然身上，我们同样看到：面对疾病"顽强拼搏、自强不息"的生活勇气；面对理想"孜孜以求、矢志不渝"的坚强毅力；面对生活"积极进取、乐观自信"的人生态度；面对社会"播撒爱心、不遗余力"的高尚品格。她学会励志，形成积极、豁达的人生态度，树立生活、学习的目标，学会用爱心去帮助别人。正如刘然所说："一路走来，是社会、是老师、是身边的同学给了我很多有形和无形的帮助，才让我走到了今天，所以我要把这份爱继续传递下去，最终报效社会。"身残志坚，自强不息，奉献社会，刘然，正是新时代皖南医学院精神"精医、尚德、求实、自强"的践行者！作为皖南医学院学子，我们不能"躺平"！要向刘然学习，为实现健康中国，为实现自我价值，为实现第二个百年目标奋勇前行！

实 践 践 行

刘然进入皖南医学院，第一次离开父母，独自一人在外生活、学习。虽有诸多不便，但在老师和同学的帮助下，她咬紧牙关，克服困难，从未想过放弃，始终保持积极乐观的态度。学习上，努力比别人多付出，每门课成绩都保持班级前三名；学习之余，作为年级团总支学生干部，多次参加学校各项活动，同时，还努力尽自己的力量，在雷锋月和志愿者们一起进行义务劳动，帮助他人，在暑期开展社会公益、医疗卫生服务等方面的"三下乡"实践活动。现如今，皖南医学院的社会实践活动开展得如火如荼，向人民学习，向社会学习，从实践中获取真知，以自己所学奉献社会，已然成为新风尚。